Neti:
Segredos Terapêuticos do Yoga e do Ayurveda

Dr. David Frawley

Neti: Segredos Terapêuticos do Yoga e do Ayurveda

Tradução:
PAULO SALLES

EDITORA PENSAMENTO
São Paulo

Título original: *Neti: Healing Secrets of Yoga and Ayurveda.*

ADVERTÊNCIA

Este livro não se destina a tratar, diagnosticar ou prescrever. As informações aqui contidas não devem, em nenhuma hipótese, ser usadas em substituição a uma consulta com um profissional de saúde regularmente credenciado.

Dados Internacionais de Catalogação na Publicação (CIP)
(Câmara Brasileira do Livro, SP, Brasil)

Frawley, David
Neti : segredos terapêuticos do yoga e do ayurveda / David Frawley ; tradução Paulo Salles. — São Paulo : Pensamento, 2006.

Título original: Neti : healing secrets of yoga and ayurveda.
ISBN 978-85-315-1478-4

1. Ioga — Uso terapêutico 2. Medicina alternativa 3. Medicina ayurvédica 4. Saúde — Promoção 5. Sistemas terapêuticos I. Título.

06-7946 CDD-613.7046

Índices para catálogo sistemático:
1. Yoga e ayurveda : Segredos terapêuticos : Promoção da saúde 613.7046

O primeiro número à esquerda indica a edição, ou reedição, desta obra. A primeira dezena à direita indica o ano em que esta edição, ou reedição, foi publicada.

Edição	Ano
2-3-4-5-6-7-8-9-10-11	10-11-12-13-14-15-16-17

Direitos de tradução para a língua portuguesa
adquiridos com exclusividade pela
EDITORA PENSAMENTO-CULTRIX LTDA.
Rua Dr. Mário Vicente, 368 — 04270-000 — São Paulo, SP
Fone: 2066-9000 — Fax: 2066-9008
E-mail: pensamento@cultrix.com.br
http://www.pensamento-cultrix.com.br
que se reserva a propriedade literária desta tradução.

Sumário

Prefácio

Hoje existem cursos de yoga em praticamente qualquer cidade americana. Esses cursos fazem parte de uma procura generalizada por melhor saúde, maior vitalidade e maior consciência que está se tornando rapidamente uma parte importante de nossa cultura. Em consonância com essa busca de maior bem-estar há uma popularização dos diversos métodos de desintoxicação e purificação interior. Não podemos esperar nos sentir melhor enquanto nosso corpo estiver obstruído por todos os poluentes e agentes patogênicos capazes de causar doenças. A purificação interior é provavelmente o primeiro passo para uma vida mais saudável, que inclui não somente medidas de desintoxicação especiais, de natureza clínica, como também práticas de higiene diárias que qualquer pessoa pode adotar.

Nesse aspecto, a tradição do yoga nos oferece mais um importante instrumento de autocura, um artefato especial, chamado "lota",* e o processo de purificação das narinas, ou "irrigação nasal", no qual é empregado. O uso desse artefato não apenas é comum entre os praticantes de yoga como também se estende a toda a comunidade de adeptos da saúde natural, juntamente com o uso de ervas, massagens e outras terapias alternativas. Mas ainda não havia nenhum livro específico para explicar o que é esse importante instrumento terapêuti-

* Jarro para o Neti. "Neti" é o nome da técnica de irrigação ou limpeza das vias respiratórias superiores com água morna.

co, o modo de usá-lo no dia-a-dia e suas demais aplicações no tratamento das doenças.

Este pequeno livro foi escrito para atender a essa demanda. Seus objetivos são dois. O primeiro é apresentar a todos o lota e seu uso no nível elementar da higiene diária, fornecendo a todos os que não conhecem esse antigo método de irrigação nasal uma idéia simples de sua operação regular.

O segundo é apresentar um uso terapêutico avançado do lota, mostrando como usá-lo com outras ervas e óleos e combiná-lo com outros métodos terapêuticos no tratamento de tipos constitucionais (mente-corpo) específicos e de certas doenças. Essas informações serão muito úteis para profissionais de saúde, especialmente instrutores de yoga e praticantes da medicina ayurvédica.

O uso normal do lota é descrito tanto em relação a questões de saúde comuns quanto com referência ao sistema de yoga em que surgiu. O uso terapêutico do lota, por outro lado, é descrito nos termos da medicina ayurvédica, o sistema terapêutico tradicional da Índia, ou do que se pode chamar de "medicina yogue". Procurei apresentar os princípios básicos do yoga e do ayurveda de modo que mesmo um iniciante consiga entender sua importância para o uso do lota.

Os médicos ayurvédicos freqüentemente recomendam o lota como parte das recomendações quanto ao estilo de vida correto, tanto para a prevenção de doenças quanto para a obtenção do nível de energia ideal. É por isso que muitas pessoas que se consultam com profissionais ayurvédicos recebem a prescrição de usar o lota, ou mesmo compram um dos próprios terapeutas.

Este livro sobre o lota pode ser complementado por meus outros livros sobre medicina ayurvédica, como *Ayurvedic Healing* e *Yoga and Ayurveda,* os quais proporcionam maiores detalhes sobre a concepção ayurvédica da saúde e do yoga, aos quais só pude fazer breves menções aqui. Os que desejarem maiores informações sobre as ervas que cito no livro poderão consultar meu livro em co-autoria *The Yoga of Herbs*, que contém uma lista das principais ervas ocidentais e ayurvédicas e seus usos. Os estudos yogues do processo de respiração e do pranayama (práticas respiratórias yogues) podem ser úteis também. Para maiores detalhes, consulte seu instrutor de yoga ou profissional de ayurveda.

Que este livro o ajude a encontrar, por intermédio da respiração, uma vida melhor!

Dr. David Frawley
Santa Fé, Novo México

Parte I

O que é e Como Usar o Lota

1. *O Lota e a Prática da Irrigação Nasal*

Alguma vez você já sofreu por não conseguir respirar plenamente pelo nariz e desejou que existisse um modo fácil de simplesmente despejar água nas narinas para dilatá-las rapidamente? Talvez você já tenha experimentado, para esse fim, pingar uma solução salina no nariz, usando os remédios da farmácia para esse fim, mas constatou que a solução não era forte o bastante para produzir o efeito desejado.

Saiba que existe um modo consagrado pelo tempo de desobstruir os sínus com eficácia. Isso é feito com o uso de um pequeno jarro d'água chamado *lota*. Você não precisará mais ser vítima de congestão dos sínus ou de qualquer outra debilitação das funções nasais, nem recorrer a drogas descongestionantes, com seus vários efeitos colaterais, para tratar desses problemas.

O lota é um pequeno jarro d'água feito especificamente para desobstruir as vias nasais — para o que se pode chamar de "irrigação nasal". Basta apenas encher o jarro com água morna e um pouco de sal e inserir o bico ou saída do lota nas narinas. Em seguida, você pode verter pelas narinas a quantidade de água que quiser ou precisar.

O lota tem origem na tradição indiana do yoga e suas tradições milenares de saúde e consciência. O termo neti, que quer dizer "guiar", refere-se à água, que guia ou leva consigo nossa energia pelas vias nasais e, ao fazê-lo, as desobstrui.[1] O lota vem sendo usado há muito tempo como auxiliar das práticas de yoga, em especial para facilitar a respiração profunda. O lota, porém, não é apenas um antigo segredo de saúde. Ele é recomendado por vários naturopatas e médicos modernos nos dias de hoje. É um instrumento de higiene pessoal simples, mas consagrado pelo tempo, que qualquer pessoa pode usar com vantagens. Hoje é possível encontrá-lo não somente nos centros de yoga como também em lojas de alimentos naturais e de ervas em vários locais do país.

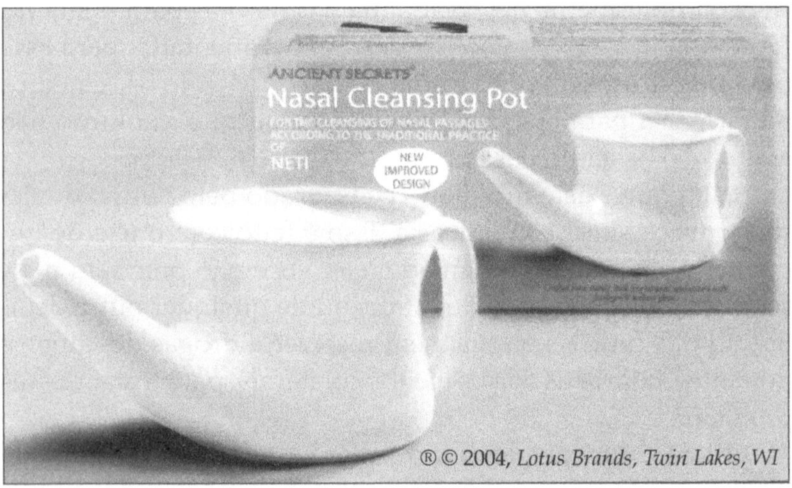

® © 2004, *Lotus Brands, Twin Lakes, WI*

O lota é geralmente de cerâmica, embora tradicionalmente se usassem os jarros de metal. Parece um pequeno regador de plantas e, em geral, é menor do que uma caneca. Tem um pequeno bico que pode ser confortavelmente inserido numa das narinas para verter água.

O lota é um artefato conveniente que se pode transportar até mesmo em viagens. Muitas pessoas preferem ter um para as viagens e outro para usar em casa. Pode-se dizer que ele é tão importante para a limpeza das narinas quanto a escova de dentes para a limpeza bucal e deve fazer parte da higiene diária. Depois de usá-lo regularmente, você perceberá que seus hábitos de higiene matinais estarão incompletos sem ele.

A má qualidade do nosso ar

Mesmo que você raramente sofra de problemas manifestos nos sínus ou no nariz, o lota é um ótimo objeto para se ter. Nossas vias nasais filtram o ar que respiramos, que consumimos em grandes volumes ao longo do dia — mas raramente ele é da melhor qualidade para nossa respiração!

O nariz é, talvez, o órgão que mais usamos no corpo. É também o que tem contato mais direto com o ambiente externo e com as várias toxinas e agentes irritantes potenciais. O nariz é obrigado a filtrar a poeira, o pólen e os diversos poluentes de nossa vida moderna, os quais não podemos ver ou sequer, na maioria das vezes, detectar pelo olfato.

O nariz se ocupa do ar externo, que pode ser seco demais, úmido demais, quente demais ou frio demais para o corpo. Tem de se adaptar ao nosso clima, que pode ser litorâneo, desértico, montanhês ou outros ambientes, cada qual com suas dificuldades específicas. Precisa se adaptar às várias mudanças climáticas ao nosso redor, como os efeitos do vento, que pode ser repentino, e mudanças fortes, em especial as mudanças sazonais, que podem resultar em gripes e resfriados.

O ar de nossos ambientes urbanos acrescenta várias dificuldades próprias. Nossos ambientes doméstico e de trabalho têm também aquecedores e ar-condicionado, e precisamos conviver com eles. Provavelmente nenhum outro órgão do corpo tem de se adaptar tão rapidamente a tamanha diversidade de influências.

Basta pensar nos produtos químicos, na neblina e na fumaça a que muitos de nós se expõem regularmente em seus carros ou ao ar livre em nossas cidades. Não são diferentes os produtos químicos, as fragrâncias artificiais e o ar reciclado ou estagnado a que somos expostos em nossos escritórios, casas, estabelecimentos comerciais e hotéis. Na maior parte do tempo, respiramos um ar que está longe do ideal. Nossas narinas são submetidas a uma pressão extraordinária e a um ataque quase constante de várias substâncias artificiais para as quais a evolução não as preparou, além das diversas forças naturais que precisam enfrentar.

Muitos de nós sofrem de doenças respiratórias ou de redução das funções respiratórias devido à má qualidade de nosso ar, o que pode ser a base de vários outros problemas de saúde, da fadiga e da depressão a doenças fatais. Nossos sínus, naturalmente, são os primeiros a sofrer o impacto desse ar. Sínus debilitados geralmente resultam em dor, em especial sob a forma de dores de cabeça, que podem reduzir enormemente a qualidade e o conforto de nossa vida. A fraqueza ou obstrução dos sínus pode reduzir nossa capacidade de trabalhar, desfrutar do lazer ou fazer o melhor uso possível, seja qual for, de nossas energias na vida. Infelizmente, embora seja fácil detectar problemas nos sínus, é fácil também ignorar, negligenciar e fazer pouco ou nada com relação a esses problemas.

Alimentos mucoestimulantes

Além das fontes externas de desconforto para o nariz e os sínus, existem causas internas igualmente importantes dos problemas nos sínus e nos pulmões. A principal dessas causas internas é nossa alimentação moderna, que contém grandes quantidades de alimentos mucoestimulantes. Entre os alimentos mucoestimulantes estão os laticínios, pães, massas, doces, gorduras e frituras de todos os tipos. Todo alimento gorduroso demais, doce demais ou salgado demais estimula a produção de muco.

Praticamente qualquer tipo de *junk food* ou *fast food* tende a aumentar a produção de muco no organismo. As dietas de baixo teor de carboidratos fazem bem a muitas pessoas porque geralmente reduzem a quantidade de alimentos mucoestimulantes consumidos. Comer em excesso resulta em maior produção de muco pelo organismo, pois o alimento que o estômago é incapaz de digerir se transforma facilmente em muco. Más combinações alimentares, como um excesso de doces acrescentado a uma refeição com alto teor de proteínas, geralmente também provocam muco.

Muitas das bebidas que consumimos elevam a taxa de muco do organismo. As piores, nesse aspecto, são os refrigerantes. O leite também pode ter esse efeito, assim como os sucos de frutas consumidos durante as refeições. Além disso, o consumo excessivo de água fria ou gelada também tem esse efeito.

Um dos principais lugares onde o excesso de muco se acumula é na cabeça, que naturalmente produz muito muco para proteger as vias nasais e os sínus e filtrar o ar que respiramos. O excesso de muco na cabeça pode obstruir os sínus e prejudicar nosso processo respiratório tanto quanto qualquer poluente externo. *Quando combinamos os efeitos de uma dieta mucoestimulante e da exposição a um ar de má qualidade ou poluído, o problema do muco na cabeça se multiplica.*

O estilo de vida sedentário da maioria das pessoas contribui para o acúmulo de muco no organismo advindo de fatores alimentares e ambientais. A má circulação devida à falta de exercícios impede a eliminação adequada do muco. O excesso de tempo em posição sentada ou deitada contribui para essa condição de estagnação do corpo e da mente, permitindo que essas toxinas se acumulem.

Ao mesmo tempo, muitos de nós trabalham com computadores e tecnologia informatizada, o que exige de nós uma cabeça desobstruída para que possamos fazer nosso trabalho com competência. Nossa energia se concentra na cabeça e nos olhos durante todo o dia de trabalho, o que, por sua vez, eleva ainda mais a pressão sobre os sínus. Não é difícil concluir que nosso atual somatório cultural de ar poluído, má alimentação, falta de exercícios e excesso de trabalho mental põe em risco nossa saúde, a começar pelo próprio nariz.

Além disso, muitos de nós têm desvio de septo, problemas na garganta, alergias e outras complicações de saúde que podem ter um impacto negativo sobre as narinas e sua capacidade de funcionamento, mesmo em circunstâncias ideais.

O papel do lota na proteção das narinas

Embora nós troquemos regularmente o filtro do aspirador de pó ou de outras máquinas e motores, negligenciamos o filtro mais importante do corpo, que são os sínus. O uso do lota nos permite purificar esse filtro das passagens nasais de modo que eles possam funcionar melhor e com maior eficiência. Ele ajuda a remover do organismo o muco que produzimos devido a nossa dieta inadequada ou estilo de vida nocivo e que se aloja na cabeça.

O lota é um importante e poderoso instrumento de purificação dos sínus, o que é pertinente para quem quer que deseje aperfeiçoar a saúde, refinar a acuidade mental e sensorial, aumentar a capacidade respiratória ou fortalecer a vitalidade geral sob qualquer aspecto. É um maravilhoso método de aumentar os níveis de energia física e mental — de estimular o fluxo de vitalidade positiva pela mente, pelos sentidos, pelo coração e pelos sistemas respiratório, circulatório e nervoso.

Todos podem se beneficiar com o uso diário do lota, em especial pela manhã, ao começar o dia. Em geral é melhor do que uma xícara de café ou chá quente para nos despertar, estimular a mente e ajudar a iniciar a rotina diária. Depois de experimentá-lo e usá-lo por alguns dias, você provavelmente continuará a fazê-lo por toda a vida e se perguntará como conseguia viver sem ele.

Sentir-se lento pela manhã, experimentar qualquer dificuldade respiratória ou sentir uma placa considerável sobre a língua são sinais de que você pode se beneficiar com a irrigação nasal como método de purificar e desobstruir as vias da cabeça.

Desintoxicação, redução do peso e rejuvenescimento

Em geral o lota é usado pelos estudantes e praticantes de yoga diariamente, como parte do modo yogue de vida. Quem quiser se beneficiar com as posturas, as práticas respiratórias ou a meditação do yoga vai querer experimentá-lo, como explicaremos com maiores detalhes mais adiante. Mas seu valor vai muito além do yoga.

Poucos de nós não sofrem de alguma congestão, ressecamento ou dor de cabeça sinusal diária ou sazonal, e todos esses problemas podem ser eficientemente tratados com o uso do lota. É muito útil também para tratar de gripes, resfriados e doenças pulmonares correlatas, embora o uso nessas condições mais agudas exija maior cautela e experiência.

O lota ajuda a expelir o excesso de muco de todo o corpo a partir das narinas e sínus que, muitas vezes, servem de base para a retenção do muco pelo organismo. Ele ativa todo um processo orgânico de remoção do muco abrindo a circulação do ar e da energia pelos sistemas circulatório e nervoso, o que, por sua vez, influencia a digestão e todos os outros sistemas do corpo. Para quem sofre de excesso de muco ou congestão linfática, o lota é um importante auxiliar do aperfeiçoamento da saúde.

Com suas ações de redução do muco e estímulo à circulação, o lota pode ser importante numa terapia de desintoxicação. Pode ser tão importante quanto os colônicos, a limpeza do fígado e os vários outros procedimentos de desintoxicação populares hoje em dia. Pode ser usado também conjuntamente com essas terapias de desintoxicação para intensificar seus efeitos. Quando purificamos os outros órgãos e sistemas do organismo, como o trato digestivo, não podemos nos esquecer dos sínus na cabeça.

Como meio de aumentar nossa energia e melhorar nossa circulação, o uso do lota pode ser um importante método de perda do peso. Quando nossos sínus estão obstruídos ou debilitados, toda a nossa energia, circulação e digestão podem se tornar mais lentas. Isso pode resultar em acúmulo de peso ou toxinas no organismo. O lota é um importante auxiliar em qualquer método de redução do peso, pois é um bom complemento dos vários tipos de dietas de emagrecimento.

Para aumentar nossa energia, o lota é bom para os que desejam aperfeiçoar seu funcionamento mental ou físico geral. Incrementar o poder da respiração é bom para esportistas e para os que executam atividades ao ar livre. Se, ao fim de um esforço físico, respiramos pela boca, é um sinal de que nossas narinas precisam ser purificadas e fortalecidas. Ao purificar os sentidos, o lota auxilia em qualquer trabalho mental, artístico ou criativo. Proporciona ar fresco e espaço ao cérebro e à mente, permitindo-lhes trabalhar com uma energia nova.

Como meio de aperfeiçoar nossa energia e capacidade respiratória, o lota é importante também para nos ajudar a viver mais. É um poderoso auxiliar das terapias de rejuvenescimento que exigem uma energia vital renovada. Não podemos menosprezar sua importância no combate ao processo de envelhecimento e promover a longevidade, pois ele nos abre melhor para a energia curativa da vida.

Purificando a cabeça e os sínus, o uso do lota pode nos ajudar a enfrentar até mesmo os bloqueios psicológicos que pioram nossa qualidade de vida. Distúrbios emocionais como a raiva, o medo, a ansiedade, a irritabilidade e a depressão freqüentemente estão ligados a maus padrões respiratórios e a um funcionamento inadequado das narinas. Purificar nossas narinas com o lota pode elevar nosso bem-estar psicológico e nos proporcionar algum espaço para respirar e enfrentar as questões emocionais da vida!

Um dos problemas da medicina moderna é que nós temos uma tendência a confiar demais em remédios ou tratamentos clínicos em vez de fazer por conta própria aquilo que está ao nosso alcance, na vida cotidiana, para melhorar nossa saúde. O lota é um instrumento ao nosso alcance, que pode nos ajudar a ser mais independentes e a ter maior controle sobre nossa saúde. Embora não substitua um médico ou remédios necessários, ele pode nos ajudar a evitar drogas e tratamentos desnecessários. O lota certamente compensa o pequeno esforço exigido por seu uso e, ao contrário dos remédios e procedimentos médicos mais complexos, é seguro, fácil de usar e sem qualquer efeito colateral significativo.

Você pode se beneficiar com o uso do lota?

A pergunta pode ser respondida por meio de um experimento simples. Tente respirar fundo, primeiro pelas duas narinas ao mesmo tempo e depois por cada uma delas separadamente (para isso, feche a narina oposta pressionando-a levemente com o dedo). Se sentir qualquer obstrução ou redução do fluxo de ar, você pode se beneficiar com a purificação nasal pelo uso do lota.

Verifique como estão suas narinas não apenas durante o dia, quando é maior a probabilidade de estarem inteiramente desobstruídas, mas também pela manhã, assim que você se levantar, e à noite, logo antes de dormir; são os dois principais momentos do dia em que as obstruções se manifestam. Mas, se você tem problemas nas narinas a qualquer hora do dia, o lota pode ajudá-lo. São poucas as pessoas que não os têm!

Para as pessoas que têm de assoar o nariz com freqüência ao longo do dia, o lota poderá reduzir significativamente a necessidade de fazê-lo. As pessoas que têm escorrimento de muco várias vezes durante o dia, em especial dos sínus para a garganta, verão seu problema reduzido também. O uso do lota ajudará muitos a voltar a respirar, como se fosse pela primeira vez, permitindo-lhes sentir-se revitalizados e renovados.

Qual a importância dessa purificação diária das narinas em comparação com escovar os dentes ou passar fio dental? Provavelmente maior, porque eleva nossa energia geral, enquanto a importância de passar o fio dental está relacionada à higiene — o que, aliás, também é uma das razões para a purificação das narinas. Tenha em mente que nós respiramos pelo nariz o tempo todo, mas só comemos de vez em quando.

O lota certamente vale a pena nesta época de rápida elevação das despesas com a saúde. É uma das formas mais baratas e eficazes de autotratamento em relação ao tempo e esforço exigidos!

2. *Introdução ao Yoga*

Para entender o valor do uso do lota, vamos examinar primeiro os antigos sistemas de medicina em que ele teve origem. O lota data de centenas, senão milhares, de anos de história da Índia. Tanto a tradição do yoga quanto a medicina ayurvédica correlata compreendem uma ampla gama de técnicas de purificação interna para o corpo e a mente. O lota se insere na ênfase geral em ajudar-nos a nos purificar para que possamos atingir o bem-estar físico, mental e espiritual em nossa vida.

O yoga surgiu originalmente como um sistema completo de desenvolvimento humano, mostrando-nos como equilibrar e harmonizar o corpo, a respiração, a fala e a mente a fim de não apenas realizar nosso pleno potencial humano como também de nos elevar para além do corpo, em direção a uma união superior com o universo inteiro. Como tal, a prática de yoga começa com o corpo como primeiro passo de um longo processo de crescimento interno que nos ajuda a descobrir nosso verdadeiro Eu, cuja natureza é cósmica.

O sistema geral de yoga

Para tanto, o yoga clássico elaborou um abrangente sistema de transformação interna em oito etapas, do corpo físico à consciência superior.[2] Essas etapas consistem em:

1. Observâncias externas de estilo de vida (yama)
2. Observâncias internas de estilo de vida (niyama)

3. Posturas do yoga (asana)
4. Respiração yogue (pranayama)
5. Controle dos sentidos (pratyahara)
6. Concentração (dharana)
7. Meditação (dhyana)
8. Absorção (samadhi)

Esses oito aspectos do yoga partem dos dois princípios correlatos das observâncias externas de estilo de vida e das observâncias internas de estilo de vida (*yama* e *niyama*, em sânscrito). Compreendem pureza física e mental, viver eticamente e interagir de modo responsável com o ambiente humano e natural. Os princípios yogues do viver correto incluem dieta adequada e pureza do corpo, da fala e da mente. Proporcionam a base para um estilo de vida que promove a consciência e reduz o sofrimento para todas as criaturas.

Os yamas ou observâncias externas de estilo de vida compreendem a não-violência, a veracidade, o uso responsável da energia sexual, não roubar e não acumular. Os niyamas ou observâncias internas de estilo de vida compreendem a autodisciplina, o autoconhecimento, a devoção a Deus, a pureza (aí incluída a pureza na alimentação) e o contentamento. As práticas yogues e ayurvédicas para purificar e desintoxicar o corpo entram nesse nível, o que inclui o uso do lota e a recomendação geral de uma dieta vegetariana.[3]

Sobre a base do estilo de vida yogue, o yoga desenvolveu, como terceira etapa, um sistema de exercícios de posturas (asanas) para harmonizar o corpo físico. As posturas de yoga têm como objetivos relaxar a tensão e remover toxinas das articulações, dos músculos e dos ossos, fortalecer nossas capacidades digestivas e circulatórias e aumentar nossa adaptabilidade e flexibilidade como um todo. Para isso, existem dezenas de posturas de yoga ensinadas em aula e adaptadas individualmente. Para muitas pessoas, os asanas yogues são a introdução ao mundo do yoga e proporcionam uma base para a saúde física e facilidade de movimentos. Os asanas do yoga ajudam a purificar todos os órgãos e sistemas do corpo e podem ser usados em conjunto com diversos métodos de desintoxicação física.

Essa harmonização yogue do corpo, por sua vez, é a base para a expansão da energia da respiração e da força vital que existe dentro de nós por meio das práticas respiratórias yogues conhecidas como pranayama, que é a quarta etapa ou fase da prática de yoga. O pranayama não se limita a proporcionar-nos maior capacidade pulmonar e a fortalecer o coração, mas ajuda também a extravasar as emoções desordenadas, impressões incômodas e pensamentos negativos da mente. Com isso, podemos conectar nossa energia vital à força vital universal e seus poderes curativos em todos os níveis. O lota é um instrumento essencial na preparação do corpo para a prática do pranayama, como discutiremos mais adiante, no sexto capítulo do livro.

A harmonização yogue da força vital proporciona a base para que possamos harmonizar e controlar os sentidos por meio dos exercícios sensoriais e disciplinas yogues conhecidos como pratyahara, o quinto dos oito elementos do yoga. O pratyahara consiste em relaxar os órgãos motores, conter a expressão desnecessária, evitar a estimulação excessiva dos sentidos e substituir nosso agitado campo de impressões mental por um padrão de harmonia e compaixão. É particularmente importante para a cura da mente, em especial no mundo moderno, em que sofremos de stress e sobrecarga sensorial.

Essa harmonização yogue dos sentidos nos permite controlar e desenvolver nossas mentes na prática tríplice da concentração (dharana), da meditação (dhyana) e da absorção (samadhi), os três últimos e os mais importantes dos oito ramos do yoga.

Os métodos yogues de concentração (dharana), como o de focalizar a atenção num mantra ou num desenho geométrico (yantra), nos ajudam a desenvolver nosso poder de atenção e penetração da mente para que possamos usar nosso instrumento mental — ou músculo mental, por assim dizer — com a mesma habilidade com que usamos qualquer outro músculo do corpo. Com a concentração yogue, podemos dedicar toda a nossa atenção a qualquer assunto da vida com que tenhamos de lidar, o que gera um espaço interno para que as soluções para nossos problemas venham de dentro.

Os exercícios yogues de meditação (dhyana), centrados em Deus ou no Eu superior, dirigem essa atenção concentrada para dentro a fim de alterar a própria natureza de nossa consciência, de limitada para ilimitada. Esses exercícios ajudam a libertar nossa mente subconsciente de traumas profundamente arraigados, padrões kármicos negativos e fixações egoístas para que possamos agir no mundo com plena consciência, em consideração a todos os seres.

O yoga nos leva, por fim, a um estado de absorção ou união (samadhi) no qual podemos nos identificar, compreender e encontrar a verdade no que quer que tenhamos encontrado, a começar por nosso Eu e Ser mais profundo. Nesse estado yogue de união, somos capazes de conhecer todas as pessoas e toda a natureza como diferentes facetas de nossa própria realidade mais profunda. Esse estado de união é o mais poderoso fator de autocura e de autotransformação.

Embora o yoga moderno dê mais ênfase ao elemento asana ou postura do sistema, devemos lembrar que se trata apenas de uma fase de um movimento mais prolongado. É somente um dos degraus de uma ascensão maior para a consciência, uma criação de bem-estar em todos os níveis de nossa existência nesse universo mágico de matéria, energia, informação e consciência!

O yoga tradicional geralmente vê o prana, respiração ou energia vital como seu principal elemento, tratado detalhadamente em vários textos yogues.[4] Isso porque o prana é a força primordial de cura do corpo, controle dos sentidos e concentração da mente. É o poder, ou shakti, do yoga.[5] O pranayama é o aspecto mais central do yoga e constitui um intermediário entre os fatores exteriores relacionados ao físico e ao estilo de vida e as práticas de meditação interiores, proporcionando-nos a energia necessária para ambos.

A ciência yogue do prana é especialmente enfatizada no *hatha-yoga,* que é o principal método yogue para tratar do corpo físico, enquanto a ciência yogue da meditação é, sobretudo, a base do *raja-yoga,* práticas de yoga avançadas. Examinaremos os conceitos de prana e cura prânica mais detalhadamente no próximo capítulo deste livro.

O lota e o hatha-yoga

O lota deriva da tradição do hatha-yoga, que definiu originalmente, em detalhes, seu uso.[6] Os grandes gurus do hatha-yoga, de antigos personagens como o lendário yogue Gorakhnath a mestres modernos como Swami Vishnudevananda, sempre ensinaram seus discípulos a usar o lota como parte integrante de sua disciplina diária.

O próprio termo "hatha" deriva de "ha", que significa o sol, e "tha", que designa a lua. Indica o equilíbrio entre as energias solar e lunar, ou masculina e feminina, do corpo e da mente. Isso se dá por meio do equilíbrio do fluxo da respiração pelas narinas direita e esquerda, que estão associadas às correntes solar e lunar do corpo, o *pingala-nadi* e o *id-nadi* do pensamento yogue, os quais discutiremos mais adiante no livro. Nesse sentido, o uso do lota é um instrumento essencial para equilibrar as energias masculina e feminina dentro de nós, o que inclui o equilíbrio dos hemisférios direito e esquerdo do cérebro.

O hatha-yoga tradicional resume as oito subdivisões do yoga em três fatores principais: asana (as posturas do yoga), pranayama (os exercícios yogues de respiração) e meditação, que engloba o despertar da kundalini ou poder interior do yoga. Embora o hatha-yoga moderno dê ênfase ao elemento asana, os outros dois aspectos do hatha-yoga são igualmente importantes. O lota pode nos ajudar nos três, aperfeiçoando nossa postura e atenção com o aperfeiçoamento de nossa energia vital.

3. *Introdução ao Ayurveda*

O ayurveda é a ciência irmã do yoga para cura do corpo e da mente. O yoga tradicional emprega a terminologia e o método do ayurveda no diagnóstico e tratamento das doenças físicas e mentais. Sua concepção do funcionamento de nossa fisiologia e psicologia é ayurvédica. Do mesmo modo, o ayurveda adota uma perspectiva yogue da cura do corpo e da mente, baseando-se na mesma filosofia de trabalhar com a natureza e na metodologia de promover o equilíbrio interno e externo. O ayurveda emprega também métodos yogues como o pranayama e a meditação para o rejuvenescimento do corpo e da mente. É preciso, portanto, sempre considerar os dois sistemas conjuntamente, em especial para fins terapêuticos.[7]

Os três doshas

O ayurveda se baseia numa teoria de que há três forças fundamentais, chamadas *doshas* em sânscrito, por trás tanto da saúde quanto da doença — conceito semelhante ao dos humores biológicos da antiga medicina grega. O modo mais simples de se explicar os doshas é que cada um consiste de dois dos cinco elementos ou estados básicos da matéria. São uma extensão da teoria dos cinco elementos.

O vata, que significa literalmente "vento", consiste dos elementos ar e éter. O pitta, que significa "aquilo que cozinha", consiste dos elementos fogo e água. O kapha, que significa "aquilo que mantém a integridade", consiste dos elementos água e terra.

1. VATA DOSHA é o ar ou energia vital em circulação ou contida nos canais, articulações e cavidades do corpo.
2. PITTA DOSHA é o aspecto fogo ou calor do sangue, bile, enzimas e líquidos oleosos do corpo.
3. KAPHA DOSHA é a água ou fluidos vitais contidos nos revestimentos da pele, membranas mucosas, órgãos e músculos que constituem o elemento terra do corpo.

Mas, além de sua função de principais forças subjacentes do corpo, os três doshas servem para diferenciar *a constituição ou tipo psicofisiológico de cada pessoa*. Em geral, um dos três predomina na natureza da pessoa, resultando no que chamamos de tipos *vata, pitta* ou *kapha*. Para simplificar, são chamados também de "tipos ar", "tipos fogo" e "tipos água", conforme o elemento predominante.

1. Os TIPOS VATA são geralmente mais altos ou mais baixos do que a média e de compleição e aparência magra. Têm digestão fraca ou variável e sofrem fisicamente com o frio, com o vento e, sobretudo, com a secura.

   Os vatas são de temperamento nervoso, criativo e expressivo e, em termos psicológicos, estão sujeitos sobretudo ao medo e à ansiedade. Seus principais pontos fortes são a energia rápida, a adaptabilidade e a disposição para mudar e aperfeiçoar-se.

2. Os TIPOS PITTA são geralmente de altura e peso médios e de compleição resistente ou musculosa. Têm ape-

tite intenso e boa digestão, e sofrem fisicamente com o calor, com a umidade e, sobretudo, com o sol.

Os pittas são de temperamento assertivo, agressivo ou determinado e, em termos psicológicos, estão sujeitos sobretudo à raiva. Seus principais pontos fortes são o calor e luz interiores, o discernimento e a disposição para examinar as coisas por inteiro antes de adotar um plano de ação.

3. Os TIPOS KAPHA são geralmente mais baixos, mas um ou outro podem ser altos, têm compleição grande e mantêm o peso facilmente. Têm apetite estável, mas metabolismo em geral lento, e sofrem fisicamente com o frio, com a umidade e, sobretudo, com a falta de movimento.

   Os kaphas são receptivos, de temperamento objetivo e constante, e, em termos psicológicos, estão sujeitos sobretudo ao apego. Seus principais pontos fortes são a boa reserva de energia física, a resistência emocional e a paciência.

Os livros sobre ayurveda trazem diversos questionários, listas ou testes de constituição para que você possa determinar seu tipo.[8] Você pode também consultar seu terapeuta ayurvédico mais próximo para que ele faça isso para você ou pode adotar a seguinte Tabela Ayurvédica de Constituição:

Tabela Ayurvédica de Constituição			
	VATA (AR)	**PITTA** (FOGO)	**KAPHA** (ÁGUA)
ALTURA:	alta ou muito baixa	média	geralmente baixa, mas pode ser alta e grande
COMPLEIÇÃO:	magra, ossuda	média, bons músculos	grande, bem desenvolvida
PESO:	leve, dificilmente ganha peso	médio	pesado, dificilmente perde peso
TOM DA PELE:	opaca ou escura	avermelhada, lustrosa	branca ou pálida
TEXTURA DA PELE:	seca, áspera, fina	quente, oleosa	fria, úmida, grossa
OLHOS:	pequenos, agitados	penetrantes, avermelham facilmente	grandes, brancos
CABELOS:	secos, finos	finos, oleosos	grossos, oleosos, ondulados, brilhantes
DENTES:	tortos, malformados	moderados, gengivas sangrentas	grandes, bem formados
UNHAS:	ásperas, quebradiças	delicadas, rosadas	delicadas, brancas
ARTICULAÇÕES:	duras, quebram facilmente	frágeis	sólidas, amplas
CIRCULAÇÃO:	ruim, variável	boa	moderada
APETITE:	variável, nervoso	grande, excessivo	moderado mas constante
SEDE:	pequena, escassa	grande	moderada
TRANSPIRAÇÃO:	escassa	abundante mas não prolongada	inicialmente baixa, mas abundante

	VATA (AR)	PITTA (FOGO)	KAPHA (ÁGUA)
FEZES:	duras ou secas	moles, soltas	normais
URINA:	escassa	abundante, amarela	moderada, clara
SENSIBILIDADES:	frio, secura, vento	calor, luz solar, fogo	frio, umidade
FUNÇÃO IMUNOLÓGICA:	baixa, variável	moderada, sensível ao calor	alta
TENDÊNCIAS A DOENÇAS:	dor, fraqueza	febre, inflamação	congestão, edema
TIPOS DE DOENÇAS:	nervosas	sangue, fígado	mucosas, pulmões
ATIVIDADE:	alta, inquieta	moderada	baixa, movimentos lentos
RESISTÊNCIA:	baixa, esgota-se facilmente	moderada mas concentrada	alta
SONO:	ruim, perturbado	variável	excessivo
SONHOS:	freqüentes, perturbados	moderados, pitorescos	raros, românticos
MEMÓRIA:	rápida mas distraída	afiada, clara	lenta mas estável
FALA:	rápida, freqüente	ríspida, cortante	lenta, melodiosa
TEMPERAMENTO:	nervoso, inconstante	motivado	satisfeito, conservador
EMOÇÕES POSITIVAS:	adaptabilidade	coragem	amor
EMOÇÕES NEGATIVAS:	medo	raiva	apego
FÉ:	variável, errática	forte, determinada	constante, de mudança lenta
TOTAL	**VATA____**	**PITTA____**	**KAPHA____**

Purificando os canais da cabeça

Tanto o yoga quanto o ayurveda destacam a importância de purificar e proteger as aberturas e orifícios da cabeça: a boca, os olhos, as orelhas e as narinas. Estas são as principais vias de entrada das substâncias do ambiente — sejam elas alimentos, ar ou impressões sensoriais. Como são pontos de entrada importantes, é preciso considerar cuidadosamente sua condição e também o que passa por eles. Dessas aberturas, as narinas são as mais importantes, por envolver tanto o olfato quanto a entrada de oxigênio e prana, nossa principal fonte de energia — e é por isso que o lota é tão importante.

A medicina ayurvédica amplia o uso yogue do lota e o converte em instrumento terapêutico, sobretudo para o tratamento de doenças da cabeça, nariz, orelhas e garganta. O lota é um importante utensílio médico no ayurveda e também um dispositivo de higiene pessoal. É empregado em várias práticas de saúde e terapias ayurvédicas que vamos examinar na segunda parte do livro.

4. *Prana e Cura Prânica*

Todas as formas de vida são manifestações da energia vital conhecida como *prana* em sânscrito, *chi* ou *qi* na medicina oriental e vários outros nomes em diversas tradições médicas. Essa energia não é simplesmente uma estrutura química, nem tem uma ação instintiva ou cega. O prana, segundo os grandes yogues, é a profunda inteligência natural que gera todo o universo, com seus diversos mundos e criaturas. Contém toda a sabedoria da evolução para o corpo e para a mente.[9]

O prana gera o corpo, em toda a sua complexidade, desde o nível celular, dirigindo todos os processos de crescimento. Ele é a base de toda cura e tem também capacidade de rejuvenescer. Neste capítulo, veremos a relação entre o uso do lota e o prana e como ele pode ser um importante modo de elevar o prana ou promover a cura prânica.

O termo prana vem da raiz sânscrita "an", que significa "respirar" e da qual deriva a palavra grega "animus", ou "alma". A essa raiz se acrescenta o prefixo "pra", que significa "anterior" ou "dianteiro". O prana é a força de propulsão fundamental que conduz todas as atividades do universo e que tem raiz na consciência. Ele é, em última análise, o sopro de Deus.

Nosso prana individual compõe o campo energético que gera, sustenta e opera o corpo físico. Esse campo prânico se estende por uma área de cerca de trinta centímetros em torno do corpo[10] e forma nossa aura. O campo prânico é responsável por nossa capacidade de digestão, tom da pele, agudeza dos sentidos, destreza dos órgãos motores, força do sistema imunológico e equilíbrio geral do organismo físico. Preservar seu fluxo adequado, no corpo e em torno dele, é fundamental para a saúde e o bem-estar em todos os níveis.

Prana e saúde

O prana, como energia vital, é a principal força de cura. Todos os métodos terapêuticos envolvem proporcionar mais prana ou energia curativa ao corpo por diversos veículos ou modalidades. O alimento que comemos contém um prana fisicamente concentrado, extraído durante o processo de digestão. As ervas fortalecem ou estimulam o prana a executar diversas atividades funcionais, como a transpiração, a circulação, a diurese e a excreção, com seus efeitos terapêuticos. A massagem proporciona prana por meio do toque terapêutico, que transmite a força curativa (prana) do terapeuta para o paciente. Até mesmo a psicoterapia envolve pôr o cliente em contato com a experiência terapêutica, o conhecimento, a força emocional e a sabedoria de vida do psicoterapeuta.

Há vários canais pelos quais o prana entra no corpo no decorrer de nossas atividades cotidianas. O mais evidente é pelos pulmões, durante o processo de respiração. Comer é outro modo de absorver o prana, sob uma forma mais pesada. A pele também absorve prana e tem um processo de respiração próprio. Os sentidos absorvem uma forma de prana e estimulam nossa energia vital de diversas formas. A mente absorve o prana, ou energia vital, sob a forma de emoções e pensamentos.

Do mesmo modo, nossas diversas formas de eliminação servem para remover toxinas ou resíduos não apenas do corpo como também do prana. Seja na excreção de muco pelo nariz, no ar expirado pelos pulmões, no suor da pele, na urina ou nas fezes, o prana também se purifica e se renova com esse processo. Para compreender adequadamente nossas entradas e saídas, por assim dizer, precisamos levar em conta a função do prana, que é a principal força por trás de todas essas ações.

A função das narinas e dos sínus

As vias nasais são nossas portas para a vida, nosso primeiro ponto de contato com o ar exterior. Constituem a primeira fase do processo de respiração de que depende toda a nossa vitalidade. São também um de nossos principais pontos de vulnerabilidade, onde entramos em contato com as forças externas do ar, do clima e do ambiente que podem causar doenças. Nossa vida começa e termina com a respiração, que entra primeiramente pelas narinas.

Os sínus servem para filtrar o ar de modo que os pulmões possam melhor absorver o oxigênio. Eles purificam o ar para a contínua extração de prana, a qual ocorre posteriormente nos pulmões e no coração. De acordo com a medicina ayurvédica, porém, as narinas e os sínus têm mais uma função além dessa atividade exterior. São também o primeiro lugar do corpo em que o prana ou energia é absorvido pela respiração — e o mais instantâneo.

Por meio dos sínus, absorvemos um prana ou energia vital sutil que vai diretamente para o cérebro e os sentidos, estimulando-os — acendendo, por assim dizer, a lâmpada do cérebro e da mente. Esse prana sutil não é simplesmente oxigênio, mas uma energia vital e percepção vinda do universo consciente como um todo. Ele nos conecta com a inteligência e a vitalidade superiores do cosmo.

Isso significa que, quando os sínus não estão funcionando adequadamente, toda a nossa absorção de prana está prejudicada, do primeiro ao último estágio. Experimentamos então um "bloqueio prânico" ou "energético" desde o primeiro momento de entrada do prana no corpo. Isso desencadeia um processo negativo, uma espécie de entropia em que as demais fases da absorção prânica se tornam deficientes, o que resulta em menor energia, redução da vitalidade e mau funcionamento dos diversos tipos psicofisiológicos. Pode desencadear todo o processo de doença, talvez atingindo a própria fonte de nossa força vital. É muito importante, por isso, manter o prana circulando facilmente desde o início, conservando nossas narinas em seu melhor estado de funcionamento.

Quando nossos sínus estão congestionados e respiramos pela boca, deixamos de obter esse prana sutil que estimula a mente. É por isso que, quando respiramos pela boca, estamos mais sujeitos à inércia e ao cansaço. Respirar pela boca, além disso, resulta em aumento da quantidade de muco no corpo. Sem o fluxo de ar para purificá-lo, o muco se acumula também nos sínus e nas narinas.

O prana na cabeça

Podemos chamar esse prana absorvido pelos sínus de "prana na cabeça".[11] Os sínus estão relacionados a todos os cinco sentidos. Os sínus atrás dos olhos facilitam nosso processo visual e ajudam a proporcionar prana aos olhos. Os sínus perto dos ouvidos e as trompas de Eustáquio correlatas colaboram com nosso processo auditivo, proporcionando prana aos ouvidos. As narinas, propriamente ditas, influenciam diretamente o nariz e o olfato, que em si mesmo é um indicador importante da qualidade de nossa respiração. A cavidade bucal vizinha governa nosso paladar por meio da língua. E o tato conta com vários nervos sensoriais no rosto que recebem impacto direto do prana na cabeça, influenciando o tato no corpo inteiro.

Isso significa que, quando não estamos absorvendo adequadamente o prana nos sínus, todos os nossos cinco sentidos têm suas funções prejudicadas e se tornam suscetíveis a distúrbios e doenças. Como os sentidos são a base da entrada das informações de que dependemos para nossas ações, isso tem um impacto sobre tudo o que fazemos, pensamos e dizemos. Pode nos levar a escolher o alimento errado, a não fazer os exercícios adequados ou mesmo a tomar decisões erradas quanto às nossas vidas nas escolhas que dependem do funcionamento correto dos sentidos.[12]

O nariz, evidentemente, é o primeiro órgão sensorial afetado pelo congestionamento dos sínus. Mas os olhos não vêm muito atrás. Quando os sínus estão congestionados, como no caso de um resfriado, gripe ou alergia, os olhos rapidamente se incham ou lacrimejam, ou temos dor de cabeça nos sínus atrás dos olhos que afetam nossa visão e causam sensibilidade à luz. As infecções auriculares são um problema mais de longo prazo, mas um resultado particularmente nocivo de infecções de sínus que podem afetar diretamente o cérebro.

Os problemas nos sínus não se limitam aos órgãos dos sentidos, mas estendem-se aos órgãos motores, particularmente os órgãos vocais, cujo funcionamento adequado depende da circulação correta do ar pela garganta, narinas e sínus. A congestão sinusal e a dor de garganta normalmente vêm juntas. Quando não conseguimos falar direito, todas as nossas outras expressões e ações são prejudicadas.

Esse prana na cabeça afeta o cérebro e mesmo a mente. Quando os sínus estão obstruídos, não conseguimos receber o prana ou até mesmo o fluxo de sangue adequados para a cabeça e o cérebro. Isso resulta em inércia mental, sonolência, desorientação e outras formas de baixa energia mental. Gera também redução da energia emocional, o que pode resultar em depressão, ansiedade e outros problemas psicológicos, diminuindo nossa resistência diante dos vários desafios emocionais da vida.

Muitas das pessoas que acreditam ter problemas emocionais e psicológicos talvez tenham apenas um problema de deficiência respiratória ou congestão dos sínus. É possível também que muitos dos que podem ter esses problemas os tenham intensificados por uma congestão sinusal, o que pode tornar qualquer tratamento mais difícil. Não podemos minimizar o papel do prana, sobretudo do prana na cabeça, no tratamento do corpo ou da mente. Para isso, o lota é o utensílio que mais pode nos ajudar a começar.

Os sínus e o sistema imunológico

Por ser o primeiro lugar em que o corpo se conecta ao ar exterior, as narinas são o primeiro bastião de nosso sistema imunológico. É por isso que normalmente as gripes e resfriados e os primeiros estágios da maior parte das doenças febris começam na cabeça, em geral como um resfriamento. Sínus debilitados ou congestionados nos tornam suscetíveis a doenças contagiosas, de um resfriado comum a febres e infecções mais graves.

Para proteger nosso sistema imunológico, cuidar adequadamente de nossas narinas e sínus é essencial e provavelmente a primeira providência a tomar. Isso é particularmente importante no mundo moderno, em que abusamos de antibióticos e por isso muitos de nós têm o sistema imunológico debilitado. O lota é um bom modo de nos ajudar a melhorar nosso prana e fortalecer nossa imunidade. Seu uso regular reduz nossa propensão ao uso de antibióticos. Ao contrário dos antibióticos, ele fortalece, e não enfraquece, nossa imunidade natural.

Cura prânica e energética

A verdadeira cura não é simplesmente uma questão de fazer ajustes físicos ou químicos no corpo no nível exterior. Ela requer uma mudança em nossa energia interna, um acréscimo de energia positiva de vida e cura — ou de prana. A cura prânica ou energética é tão importante quanto qualquer cura física. A maior parte da terapia ayurvédica e yogue se baseia nesse princípio.

O lota é um importante utensílio das práticas prânicas e energéticas. Pode ser usado junto com outras formas de trabalho energético, como massagens, terapia da polaridade, terapia craniossacral e métodos semelhantes, assim como todos os métodos ayurvédicos e yogues. Proporciona um bom meio de purificar não somente as narinas como também o prana. A irrigação nasal proporciona uma espécie de "banho prânico" para nossa força vital, que pode ser tão refrescante e revigorante quanto um banho de imersão ou de chuveiro para o corpo como um todo.

5. *Como Usar o Lota*

O lota é simples e fácil de usar. Basta experimentá-lo algumas vezes para habituar-se a ele. Como a maioria de nós nunca inalou água pelas narinas, talvez seja uma experiência nova e dependa de uma certa prática. Alguns podem achar difícil no começo. Mas, com um pouco de paciência, em breve você conseguirá usar o lota com a mesma facilidade com que amarra os sapatos. Qualquer desconforto inicial será rapidamente compensado pela suavizante sensação de suas narinas sendo purificadas e revigoradas e sua mente sentindo-se lúcida e energizada.

O ideal é que você use o lota durante pelo menos uma semana, como experiência, todas as manhãs, antes de decidir se quer usá-lo regularmente. Se você tem um histórico de congestionamentos graves dos sínus, esse método de irrigação nasal pode ser mais difícil para você, pois talvez precise, num primeiro momento, de uma quantidade maior de água para abrir suficientemente as narinas. Apesar disso, depois que conseguir fazer com que a água flua sem dificuldades pelo nariz e sentir o alívio que isso proporciona, você estará mais do que disposto a fazer o pequeno esforço necessário para que o lota seja útil para você.

Normalmente, depois que você aprende a fazê-lo, esse processo de irrigação nasal demora cerca de cinco minutos. Não exige muito do seu tempo — sobretudo em comparação com os vários benefícios proporcionados.

Tamanho e formato do lota

Os lotas podem ser de vários tamanhos e formatos e feitos de diversos materiais. São comuns, na Índia, lotas feitos de aço ou cobre. Em geral são de tamanho grande, com capacidade para até duas xícaras. Podem conter água suficiente para irrigar ambas as narinas, com um bico longo e estreito para verter a água.

Nos Estados Unidos, hoje, a maioria dos lotas é de cerâmica e de tamanho menor, com uma capacidade para uma xícara ou menos, o bastante para irrigar adequadamente uma narina por vez. Alguns lotas de cerâmica são estreitos e achatados, lembrando o formato da "lâmpada de Aladim", o que resulta em menor capacidade volumétrica. Têm um bico longo para facilidade de uso e inserção confortável no nariz. Outra versão das mais comuns se parece com uma "chaleira" com bico. Sua capacidade volumétrica é um pouco maior, tem menor tendência a vazamento e é mais fácil de limpar do que os jarros de estilo mais achatado. Ambos os estilos são bem fáceis de encontrar. Escolha um lota de tamanho e formato com que você se adapte bem.

Como usar o lota

A seguir, explicarei mais detalhadamente como usar o lota, da preparação da solução em água às dificuldades que podem surgir depois. Se você vai começar a usar o lota, estude esse material com cuidado; todas as principais dúvidas que podem lhe ocorrer devem estar abordadas. Mesmo que você já use o lota regularmente, o material é importante e talvez o ajude a usá-lo de modo mais eficaz.

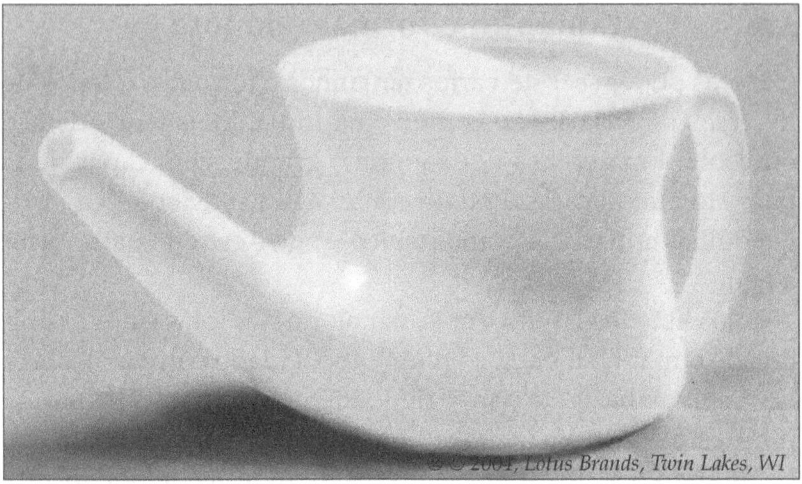

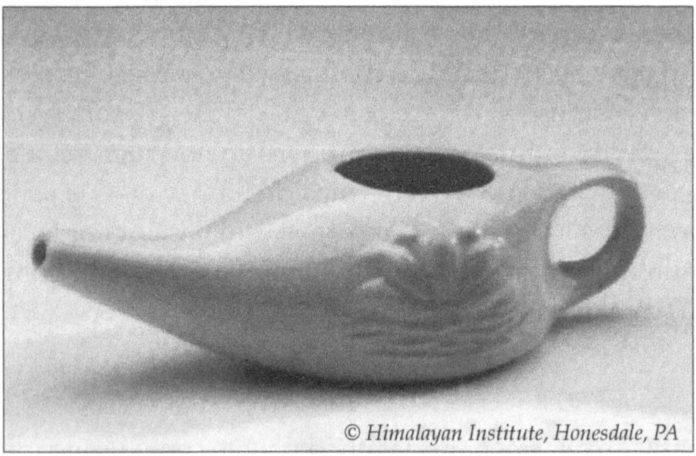

A água que se deve usar no lota

A solução que se deve usar no lota consiste, em geral, em água morna com um pouco de sal dissolvido.

A água morna é relaxante para as membranas mucosas, que refletem a temperatura do corpo e assim funcionam melhor. Embora a água usada no lota deva ser quente, a temperatura não deve ser alta a ponto de causar irritação.

Você pode testar a temperatura da água com o dedo. As narinas são mais sensíveis ao calor do que os dedos, de modo que, se a água estiver quente ao toque, certamente será desconfortável se vertida no nariz.

O cloro usado na água da torneira pode ser irritante para muitas pessoas. Por isso, muitos preferem usar água filtrada, engarrafada ou destilada no lota. Isso vale especialmente para o uso regular ou de longo prazo, o que significa que a água deve ser previamente aquecida. Algumas pessoas simplesmente usam água morna da torneira.

Às vezes, porém, pode-se usar água fria no lota, em especial em casos de inflamação nasal, mas talvez não seja tão confortável. Para tratar de dores de cabeça ou congestões dos sínus, pode-se usar água mais quente, com o cuidado de não queimar as membranas mucosas com temperaturas tão altas.

De modo geral, os iniciantes devem sempre usar água ligeiramente aquecida. É mais para fins terapêuticos que se usa água mais fria ou mais quente do que isso, o que discutiremos na segunda parte do livro.

O uso do sal no lota

O corpo humano não é composto simplesmente de água pura, mas de uma água em que há vários nutrientes, vitaminas, minerais e enzimas em solução. A base do plasma do organismo é um líquido de natureza ligeiramente oleosa ou viscosa, refletindo essas substâncias em suspensão. As membranas mucosas do corpo contêm umidade, mas possuem também propriedades gelatinosas.

Isso quer dizer que, se simplesmente lavarmos as membranas mucosas com água pura, poderemos remover esse revestimento mucoso e irritar o tecido por baixo dele. O nariz não é diferente. Se simplesmente vertermos água, apenas, pelo nariz, isso pode danificar o revestimento mucoso. Pode resultar também em dor, porque o nariz tem muitas terminações nervosas, ao contrário de vários outros revestimentos mucosos do organismo.

A principal substância da natureza que nos ajuda a proteger esse revestimento mucoso é o sal, que desempenha no organismo a função de preservar o nível de hidratação. A própria base do plasma é uma evolução da água do mar, que é de natureza salgada. *O uso de um pouco de sal no lota, portanto, é sempre necessário para proteger as vias nasais.* Na medicina ayurvédica, o sal também é usado nos enemas para essa mesma finalidade de proteção do revestimento mucoso.[13]

O sal de cozinha não-iodado é o melhor. O sal iodado tende a irritar mais. O sal marinho é também mais forte do que o sal de cozinha e pode irritar, embora algumas pessoas o usem.

Como preparar a solução para o lota

Misture cerca de ¼ de uma colher de chá de sal de cozinha não-iodado em cerca de 1 xícara de água morna até que se dissolva por completo. Despeje aproximadamente metade da solução no lota, o que em geral é o bastante para irrigar uma das narinas.

Algumas pessoas podem preferir misturar o sal e a água morna diretamente no lota. Nesse caso, use cerca de ⅛ de uma colher de chá de sal, dependendo da quantidade de água que o lota possa conter. Você deve, igualmente, dissolvê-lo por completo, pois o sal não dissolvido pode irritar o nariz.

Essa quantidade, porém, é apenas uma regra geral; *você pode ajustar a quantidade de sal na solução conforme o que achar mais conveniente para você.* Quando as narinas estiverem mais secas, talvez seja necessário mais sal. Você pode também preferir menos sal se essa quantidade o irritar.

Procedimento geral

- Leve o lota cheio a uma pia de banheiro ou bacia para onde a água usada possa escoar.
- Comece pela narina direita. Incline ligeiramente a cabeça para o lado oposto, como mostra a ilustração.

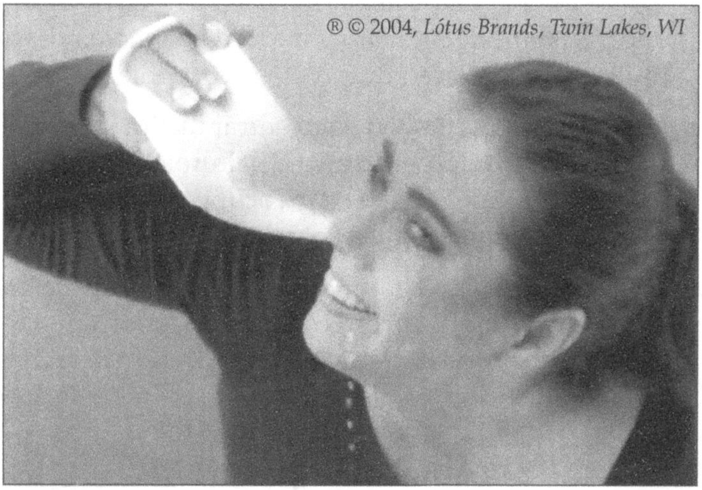

- Insira o bico do lota delicadamente na narina erguida.
- Despeje lentamente a água do lota para dentro da narina até que a água escorra, passe pela narina oposta e caia na pia.
- Expire delicadamente pela narina para completar o processo e ajudar a escoar toda a água para fora. Ao fazê-lo, feche delicadamente a outra narina com o dedo.

Ajustes

- Ajuste levemente a cabeça no ângulo que for melhor para seu conforto e para que a água escorra facilmente. Em geral, o melhor é inclinar a testa até aproximadamente a mesma altura do queixo.
- Você pode também ajustar o fluxo do lota elevando ou abaixando a altura e a inclinação do jarro. Quanto mais alto ele estiver, mais rápido a água escorrerá por ele.
- Ao verter a água pelas narinas, você deve respirar pela boca. Respire de maneira confortável. Não é necessário prender a respiração durante o uso do lota.
- Uma parte da água pode não entrar facilmente pelas narinas, escorrendo pelo nariz e pelo rosto (e pela barba, se você tiver uma). Não se preocupe com isso. Simplesmente deixe que a água escorra para a pia.
- A água pode sair com um pouco de muco, especialmente se você tiver alguma congestão ou resíduos de muco na cabeça. Uma certa excreção de muco é normal. Em geral a quantidade de muco diminui com o uso regular do lota.

A narina oposta

- Depois de terminar o procedimento com a narina direita, encha novamente o lota e faça o mesmo com a narina esquerda, inclinando a cabeça na direção oposta e seguindo os mesmos passos.

Posteriormente

- Quando terminar de usar o lota, assoe delicadamente ambas as narinas, várias vezes, para limpá-las ainda melhor. Talvez nesse ponto saia mais muco. Você pode fazê-lo com um lenço.

- Talvez seja necessário inclinar a cabeça de um lado para o outro ou curvar-se sobre a pia para fazer com que toda a água saia das narinas.
- Lembre-se de que o uso do lota deve ser feito de modo lento e cuidadoso. Nunca tente forçar a água a escoar rapidamente nem expirar com força pelo nariz para fazê-la sair. Deixe a água fazer seu trabalho.

Repetição do procedimento

- Se você está tão congestionado que a água não entra na narina, você pode tentar o procedimento várias vezes, começando pela narina que estiver mais aberta. Você notará que, a cada vez que despeja a água pelo nariz, ela penetra mais, até percorrer toda a narina.
- Você pode repetir o procedimento mais de uma vez se ainda houver muco ou congestão, mas, de modo geral, não mais de três vezes. Você pode esperar e usar novamente o lota mais tarde, no mesmo dia. Pode também experimentar alguns dos outros métodos de abertura das narinas discutidos posteriormente no capítulo "O Neti e as Terapias Ayurvédicas".

Cuidados com o lota

O fator mais importante do cuidado com o lota é mantê-lo limpo. Às vezes pode entrar um pouco de muco no lota e grudar na parede interna, onde você talvez não o veja. Limpe regularmente o lota com água morna e um pouco de sabão. Depois, enxágüe para tirar todos os resíduos de sabão, que podem irritar as narinas. Os jarros de cerâmica no estilo "chaleira" são geralmente mais resistentes, feitos para lavadoras de pratos, e possibilitam uma limpeza eficaz com água morna.

É bom sempre limpar ou enxaguar o lota com água morna antes de usar. Depois de usar, limpe a pia e a área em torno para onde o muco pode ter sido excretado.

Assim como qualquer outro instrumento de higiene pessoal, como uma escova de dentes, você não deve compartilhar seu lota com outras pessoas.

Quando for viajar, embale bem o lota. Jarros de cerâmica podem quebrar. Mesmo em casa, guarde seu lota num lugar de onde não possa ser facilmente derrubado ou cair no chão!

Precauções no uso do lota

Embora o lota seja um utensílio bastante seguro, há algumas precauções e contra-indicações em seu uso a que é preciso estar atento.

- Não use o lota quando houver qualquer sangramento expressivo nas narinas. Se você teve uma hemorragia nasal recente, certifique-se de que está devidamente curada antes de usar o lota.
- Não use o lota sem cautela quando houver qualquer infecção dos sínus, em especial de natureza aguda.
- Tome cuidado também se seus sínus estiverem completamente congestionados. O lota pode ser usado nessas condições, mas isso exige habilidade e experiência.
- Se você sofre de asma, tome cuidado no uso do lota durante ataques agudos.
- Se você é iniciante, domine o uso do lota para fins de manutenção da saúde geral antes de usá-lo em contex-

tos terapêuticos mais específicos como os discutidos posteriormente neste livro.

Como lidar com possíveis complicações (solução de problemas)

Segue-se uma lista das dificuldades ou complicações mais comuns que podem ocorrer no uso do lota.

A água do lota entra na minha garganta e na minha boca.

Incline mais a cabeça, com o queixo na mesma altura da testa ou acima dela. Se for somente uma pequena quantidade de água, basta cuspi-la. Não é um problema sério.

O uso do lota causa dor no meu nariz.

Talvez você precise de um pouco mais ou um pouco menos de sal na água. Se você sente uma queimação, em geral isso significa que o nível de sal está alto demais. Se é apenas dor, talvez o nível de sal esteja baixo demais.

Depois que uso o lota, minhas narinas não ficam limpas, ou mesmo se congestionam ainda mais.

Procure repetir o procedimento usando água mais quente ou acrescentando uma pitada de alguma erva picante, como gengibre ou canela, para ajudar a descongestionar. Além disso, você pode inalar um pouco de resina aromática, como mentol ou eucalipto, imediatamente antes de usar o lota.

Se esses ajustes não funcionarem, pare de usar o lota. Talvez você precise de algumas ervas ou medicamentos para limpar e desobstruir as narinas primeiro.

A água fica retida em meus sínus e pode escorrer mais tarde, às vezes me deixando entorpecido.

Se escorrer um pouco de água depois, não se preocupe. Basta usar um lenço ou um tecido macio para enxugá-la.

Para evitar a retenção de água, curve a cabeça ou a parte superior do corpo, depois de usar o lota, inclinando a cabeça de um lado para o outro até que a água escorra para o chão. (Talvez você prefira usar uma toalha para reter a água e não molhar o chão, ou fazê-lo na banheira ou no chuveiro.)

Você pode acrescentar no neti uma pitada de alguma erva estimulante e picante, como cálamo ou gengibre, ou inalar um pouco de uma resina aromática, como eucalipto ou mentol. Essas práticas ajudam na remoção da água dos sínus, talvez fazendo você espirrar.

Se o problema continuar, pare de usar o lota. Provavelmente significa que você deve ter algum congestionamento mais profundo nos sínus, e é preciso tratar disso antes. Use um óleo de nasya com ervas aromáticas ou inale ervas picantes, como gengibre ou canela, em pó. Consulte nossa seção sobre terapias ayurvédicas para maiores detalhes sobre essas alternativas ao lota quando ele não funciona para você.

Depois de usar o lota, eu preciso assoar o nariz várias vezes.

Em geral isso é um bom sinal: seus sínus estão se descongestionando. Raramente é um problema. Lembre-se, porém, de sempre assoar o nariz com delicadeza.

Usar o lota me faz espirrar.

Normalmente isso não é problema e os espirros podem ajudar a limpar as narinas. Se isso acontecer com muita freqüência, porém, pode ser sinal de alergia. Às vezes ocorre quando o nível de sal na água é alto demais. Você pode tentar reduzir um pouco o sal e verificar se melhora. Se não melhorar, talvez você precise fazer um tratamento adicional para a alergia.

Sai um pouco de sangue junto com a água.

Uma pequena quantidade de sangue pode ser resultado de sal insuficiente no lota. Se for o caso, aumente ligeiramente o nível de sal. Talvez seja preciso, porém, esperar até que a membrana se cicatrize, pois o sal pode irritar qualquer corte ou abertura.

O sangue pode resultar de excessiva secura nas narinas, o que faz a membrana se romper. Se for o caso, experimente pôr um pouco de óleo de gergelim no nariz antes de usar o lota, ou mesmo no jarro (juntamente com o sal). Isso tende a ocorrer mais no fim da primavera, quando nossa energia aumenta junto com a temperatura exterior.

Pode haver também um problema interno nas narinas. Se for o caso, pare de usar o lota e consulte um médico para um tratamento adequado.

Quando usar o lota

O uso do lota adquire uma relevância diferente conforme o momento do dia ou do ano.

Momento do dia

O melhor momento para usar o lota é bem cedo pela manhã, logo depois de se levantar. O uso deve fazer parte integrante de seus hábitos matinais de limpeza, como raspar a língua e escovar os dentes.

Como o corpo fica em posição deitada durante a noite, o muco se acumula na cabeça e, freqüentemente, o resultado é uma congestão. É importante eliminar essa congestão bem cedo para ter um fluxo de energia adequado pelo resto do dia.

É bom também usar o lota antes de dormir, a fim de que as vias nasais estejam abertas para uma boa respiração durante o sono. Isso pode ajudar a evitar o ronco e a respiração pela boca e contribuir para um sono melhor e mais relaxante.

O lota poderá ser usado, porém, sempre que você sentir a cabeça e os sínus congestionados ou obstruídos e quiser respirar mais livremente. Mesmo na ausência de desconforto físico, pode ser uma terapia benéfica, ajudando a pessoa a sentir-se mais atenta e a pensar com maior clareza.

Uso durante o ano

O lota é útil em todas as estações.

- No verão, as alergias são mais comuns, porque há maior quantidade de pólen no ar. O lota pode ajudar a remover esses fatores de irritação.
- No outono, a secura do ar pode irritar as narinas, causando alergias e outros desconfortos. Isso significa que se deve usar mais sal ou óleo de gergelim no lota.
- No inverno, o frio e a umidade aumentam e podem se acumular na cabeça. Isso significa que se deve usar água mais quente ou um pouco de erva picante, como canela ou gengibre, no lota. No inverno nós passamos também mais tempo em ambientes fechados, respirando um ar mais estagnado e o ar dos aquecedores, que em geral contém poeira. O lota nos ajuda a combatê-la.
- A primavera é a estação kapha natural, em que o muco pode acumular ou fluir melhor. O uso do lota ajuda nessa excreção sazonal. É também durante a primavera que algumas pessoas, com o aumento de sua energia, podem ter hemorragias nasais. O lota pode ajudá-las.

Uso por crianças

É comum que as crianças sofram de congestão sinusal e outros problemas de excesso de muco. Na medicina ayurvédica a infância é a fase kapha, ou fase aquática formativa, motivo pelo qual as crianças freqüentemente excretam muco pelo nariz.

O lota é um excelente tratamento para esses problemas da infância. Embora, inicialmente, possa ser difícil para as crianças aprender a usá-lo, em geral a criança de oito a dez anos pode aprender com um pouco de orientação. Mas é melhor a presença de um adulto responsável quando a criança estiver usando o lota.

Uso por idosos

Muitos idosos sofrem de ressecamento da pele, das membranas mucosas e das narinas, o que pode prejudicar o processo respiratório. Segundo o ayurveda, a velhice é a fase vata ou aérea de nossa energia, na qual a mente continua se desenvolvendo mas o corpo começa a entrar em declínio.

O uso do lota pode ajudar a combater esses problemas de ressecamento e fraqueza. O lota é uma ótima terapia para os idosos que se sentem letárgicos pela manhã, podendo ajudá-los a começar bem o dia.

Para mulheres

O lota pode ser usado com segurança durante a gravidez, a menstruação ou a menopausa. Por suavizar o fluxo de energia nos sistemas circulatório e nervoso, ele pode ajudar indiretamente a aliviar dores, congestões e outros sintomas que podem surgir durante esses períodos.

A principal exceção possível é durante os enjôos matinais. Para algumas mulheres, o lota pode intensificar as náuseas quando usado durante esse estágio da gravidez. Outras conseguem usá-lo mesmo durante os enjôos matinais e, para elas, a prática ajuda a aliviar os sintomas. Enfim, se você resolver usá-lo nesse período, é recomendável que você tome cuidado no início.

Uso em condições especiais

Atletas e medicina esportiva

O lota é um ótimo utensílio para se usar antes de qualquer esforço físico ou atlético significativo a fim de obter maior energia e melhor desempenho. É também uma boa prática depois da atividade, para aliviar as narinas e eliminar o muco e as toxinas produzidos pelo esforço físico.

Desse modo, o lota é um bom auxiliar para qualquer esporte, da corrida à caminhada e ao levantamento de peso, incluindo todos os esportes competitivos. Todo atleta sério ou profissional deve pensar em usá-lo a fim de aperfeiçoar sua competitividade. *O lota deveria ser parte integrante de qualquer medicina esportiva.*

Em viagem

Quando viajamos, os sínus sofrem as pressões do ar reciclado, da exposição ao ar respirado por outras pessoas — incluindo as possíveis doenças contagiosas que pode transmitir — e dos efeitos da altitude e da possível interrupção dos hábitos de sono. Embora mais pronunciadas nas viagens aéreas, essas condições estão presentes em menor grau quando viajamos de carro, trem ou outros meios de transporte.

É bom, durante as viagens, usar o lota para ajudar a contrabalançar esses fatores e proteger os sínus de possíveis problemas. O uso do lota é especialmente bom para ajudar a combater os efeitos do *jet lag*.

Uso por Doentes

Pacientes acamados contraem facilmente congestão sinusal ou dificuldades respiratórias devido aos longos períodos em posição deitada. O lota pode ajudar a combater o problema.

Pessoas convalescendo de doenças febris ou infecciosas freqüentemente sofrem de ressecamento e desidratação das vias nasais. O lota é útil também no combate a esses males.

Os que sofrem de problemas pulmonares, sinusais ou linfáticos crônicos podem usar o lota para eliminar o excesso de muco do organismo. Os que sofrem de problemas pulmonares ou sinusais agudos também podem obter benefícios com o lota, mas o uso requer maior cuidado e experiência.

Para maiores informações sobre a utilidade do lota e do processo de irrigação nasal no tratamento de diversas doenças, consulte o capítulo "O Neti e Problemas Específicos", na segunda parte do livro. Mas lembre-se: *se você tem algum problema de saúde significativo, que possa causar complicações, consulte seu médico antes de usar o lota.*

Parte II

Aplicações Avançadas do Lota

6. *O Neti e as Práticas do Yoga*

O neti é, talvez, o instrumento mais importante do yoga clássico. É o principal método de purificação aplicado antes da prática do pranayama, ou exercícios respiratórios yogues. O pranayama recomenda a respiração profunda, que exige, em primeiro lugar, que as narinas estejam desobstruídas; do contrário, o efeito não será completo. Muitos yogues, por isso, fazem uma purificação nasal no início de todas as sessões de pranayama. Purificar as narinas com o lota ajuda também na prática do asana, na meditação e em todos os outros métodos yogues, para os quais uma boa circulação do prana, em especial para a cabeça, é essencial.

O neti e o pranayama

Exercitando as narinas

A "respiração por narinas alternadas" é talvez a prática mais importante do pranayama, e consiste em inspirar por somente uma das narinas e expirar, em geral, pela narina oposta. A prática tem vários nomes, como nadi shodhana, anuloma/viloma, respiração solar-lunar e outras expressões do hatha-yoga.[14]

O método consiste em fechar a narina oposta pressionando-a levemente com o dedo e inspirar pela narina aberta. *Em geral usam-se os dedos anular e mínimo da mão direita para fechar a narina esquerda e o polegar direito para fechar a narina direita.*

O lota, com sua utilidade para a desobstrução das narinas, foi criado sobretudo para facilitar a prática da respiração por narinas alternadas.

A respiração por narinas alternadas é provavelmente o melhor exercício para as narinas, que, sendo músculos, precisam ser corretamente exercitadas para manter o tônus e a flexibilidade. *A respiração por narinas alternadas é um bom modo de você trabalhar suas narinas,* que, na maioria de nós, são fracas e nunca exercitadas. A prática ajuda a desenvolver a força das narinas o que, por sua vez, aumenta nossa capacidade respiratória e nossa energia vital como um todo.

Narinas fracas e obstruídas são uma das principais causas de problemas nos ouvidos, nariz, garganta e pulmões. Fortalecê-las com a respiração por narinas alternadas é um modo eficaz de combater esses problemas de saúde.

A maioria de nós exercita regularmente os braços e as pernas, e sem isso nosso organismo perde força. Mas quantos pensam em exercitar corretamente nossas narinas, das quais dependem nossa força prânica e nosso poder respiratório? Praticar diariamente a respiração por narinas alternadas é tão importante para a saúde do nariz quanto os exercícios diários para a saúde do corpo como um todo. Do ponto de vista yogue, o lota é, acima de tudo, um auxiliar da respiração por narinas alternadas.

Energia solar e lunar

Em geral, nossa respiração flui mais por uma das narinas do que pela outra a cada instante, alternando-se entre uma e outra ao longo do dia. Esse fato não é simplesmente circunstancial, mas reflete uma flutuação de nossa energia, atividade e consciência ao longo do tempo, fornecendo informações importantes sobre o que está acontecendo dentro de nós.

No pensamento yogue, a narina direita, como em geral toda a metade direita do corpo, carrega uma energia solar de aquecimento. Está ligada ao *pingala-nadi* ou corrente prânica solar, que circula pela espinha e seu sistema de chakras e energiza o lado direito do corpo. Quando a respiração flui mais intensamente por essa narina, é bom para a digestão, a circulação, exercícios, movimentos e outras atividades mais dinâmicas resultantes do aumento de calor no corpo.

A narina esquerda, como em geral toda a metade esquerda do corpo, carrega uma energia lunar de refrigeração. Está ligada ao *ida-nadi* ou corrente prânica lunar, que circula pela espinha e seu sistema de chakras e energiza a metade esquerda do corpo. Quando a respiração flui mais intensamente por essa narina, é bom para o relaxamento, o repouso, o sono, a formação da massa muscular e outras ações mais suaves que dependem da refrigeração do corpo.

A respiração do lado direito desenvolve a *energia Shiva*, a força cósmica masculina. A respiração do lado esquerdo desenvolve a *energia Shakti*, a força cósmica feminina. Assim, a respiração por narinas alternadas, além de sua ação fisiológica, tem também um efeito espiritual.

Equilibrando os hemisférios direito e esquerdo do cérebro

As narinas direita e esquerda e suas correntes de energia estão relacionadas aos hemisférios direito e esquerdo do cérebro, mas em sentidos opostos. A corrente direita ou solar é ligada ao hemisfério esquerdo do cérebro, que, como ela, rege as faculdades racionais, perceptivas e masculinas. A corrente esquerda ou lunar é ligada ao hemisfério direito do cérebro, que, como ela, rege as faculdades emocionais, receptivas e femininas.

O fluxo prânico pelas narinas tem um impacto imediato sobre os lados opostos do cérebro, estimulando sua atividade. *Isso quer dizer que o uso conjunto do lota e da respiração por narinas alternadas é o exercício ideal para equilibrar os hemisférios direito e esquerdo do cérebro, proveitoso para quem deseje atingir o equilíbrio entre a mente e as emoções.*

Respiração por narinas alternadas e o ayurveda

Com relação à medicina ayurvédica, o pitta dosha está ligado à energia do pingala-nadi, direito e solar. Quando a respiração flui por ele, a digestão, a circulação, a temperatura do corpo, a percepção e outras funções pitta se intensificam. O kapha dosha, correspondente à água, está ligado ao ida-nadi, esquerdo e lunar. Quando a respiração flui por ele, predominam funções kapha como o sono, a formação muscular, a refrigeração do corpo e as emoções.

Como o tratamento ayurvédico se baseia em opostos, recomenda-se intensificar a respiração pelo nadi direito ou solar no tratamento de problemas kapha como hipotermia, a umidade e o muco. No tratamento de problemas de hipertermia e inflamações, recomenda-se intensificar a respiração pelo nadi esquerdo ou lunar.

O vata dosha, humor biológico do ar, resulta num fluxo errático da respiração pelas narinas. Equilibrar o fluxo entre as duas narinas, portanto, é um importante modo de abrandar o vata.

Respiração por narinas alternadas e a autocura

Quando uma das narinas está obstruída, a energia fica impedida de circular pelo lado correspondente do corpo como um todo, reduzindo suas atividades. Se a outra narina permanece aberta, aumenta o fluxo para o lado correspondente do corpo, tornando suas atividades excessivas.

Quando o lado esquerdo está obstruído e a respiração flui somente pela narina direita, a pessoa pode sofrer de insônia, irritabilidade, hiperatividade e outros problemas pitta e vata em geral. Quando o lado direito está obstruído e a respiração flui somente pela narina esquerda, a pessoa pode sofrer de cansaço, letargia, má digestão, má circulação, entorpecimento mental e outros problemas kapha e vata em geral.

Isso significa que nós podemos usar a respiração por narinas alternadas como forma de autotratamento. Quando estamos cansados ou fatigados e queremos despertar e ter mais energia, podemos respirar por narinas alternadas realçando a inalação pela narina direita. Quando estamos estimulados ou estressados em excesso e queremos diminuir o ritmo, podemos respirar por narinas alternadas realçando a inalação pela narina esquerda.

O lota pode ajudar a equilibrar o fluxo da respiração pelas duas narinas, mesmo sem pranayama, conservando ambas as narinas desobstruídas. *Mas é bom praticar algumas vezes a respiração por narinas alternadas depois de usar o lota, se possível por até quinze minutos, para otimizar seus efeitos, em especial quando queremos aproveitar o poder terapêutico da respiração.*

Respiração por narinas alternadas e a meditação

A respiração por narinas alternadas ajuda a desobstruir as narinas de modo a permitir uma respiração mais profunda. Pode nos proporcionar também um maior controle sobre o fluxo respiratório — comparável a beber água por um canudo —, enquanto a respiração normal, pelas duas narinas ao mesmo tempo, geralmente resulta num processo respiratório mais rápido e superficial.

Por isso, a respiração por narinas alternadas é recomendada nas práticas de yoga, e seu objetivo é desacelerar o processo respiratório e segurar a respiração por períodos de tempo maiores. Quando se segura a respiração num nível profundo, o fogo da respiração se eleva e ajuda a purificar o corpo e a mente.[15]

Como a mente e a respiração estão relacionadas, desacelerar a respiração desacelera também a mente e ajuda a nos proporcionar um estado meditativo silencioso e sereno. Quando a respiração se acalma, a mente se acalma. Embora seja complicado controlar a mente diretamente, não é difícil quando se sabe, antes de mais nada, como acalmar a respiração. Todos os que meditam devem se lembrar desse importante segredo do lota e da respiração.

Purificação dos nadis

A respiração por narinas alternadas é a base do que se conhece, no pensamento yogue, como *nadi-shodhana,* a purificação dos canais (e que também designa, em sânscrito, a respiração por narinas alternadas). Ela ajuda a purificar os canais sutis da mente e do sistema nervoso e a abri-los para fluxos superiores de energia. Esses nadis sutis estão ligados aos chakras; desobstruí-los, portanto, é útil também em qualquer trabalho com os chakras.

Nesse aspecto, a respiração por narinas alternadas é essencial para práticas avançadas de yoga como o tantra e a kundalini, o despertar da energia superior de consciência dentro de nós.

Os mantras e a respiração por narinas alternadas

Pode-se usar mantras especiais em conjunto com a respiração por narinas alternadas a fim de intensificar seus efeitos. O mantra "ram" (pronunciado com vogal curta), que contém a energia sutil do fogo, pode ser usado simultaneamente com a respiração pela narina direita, para fortalecê-la. O mantra "vam" (também pronunciado com vogal curta), que contém a energia sutil da água, pode ser usado simultaneamente com a respiração pela narina esquerda, para torná-la mais eficaz. Durante a retenção, do mesmo modo, pode-se recitar mentalmente o mantra Om.

É preciso desenvolver um ritmo para o mantra de acordo com a duração da respiração. No início, uma boa média é de oito unidades de tempo por inspiração, oito por retenção e oito por expiração. Para a respiração pela narina direita, pode-se recitar mentalmente o mantra ram oito vezes durante a inspiração pela narina direita e o mantra vam oito vezes durante a expiração pela narina esquerda. Pode-se, mais tarde, prolongar o tempo de expiração até duas vezes o de inspiração. Yogues mais avançados interrompem a respiração também depois da expiração, mas, para práticas como essa, é melhor ser instruído diretamente por um mestre.

O neti e as práticas dos asanas

Os asanas que levam energia para a cabeça e para os sínus podem resultar, às vezes, em obstrução dos sínus, deslocando muco para a região. Entre eles estão a parada de cabeça, a parada de ombros e outras posturas invertidas. Para quem pratica esses asanas, o uso do lota pode ser importante.

É proveitoso usar o lota antes de praticar os asanas para ajudar a abrir a cabeça, estimular uma respiração mais profunda e purificar os canais profundos. Pode ser bom também usar o lota depois da prática dos asanas quando se sente alguma obstrução ou pressão na cabeça resultante da prática, ou simplesmente para ajudar no processo de desintoxicação promovido pelos asanas. Isso inclui não somente os asanas que envolvem a cabeça como também os que trabalham os pulmões e outros pontos de acúmulo de muco.

Os seis métodos de purificação do hatha-yoga

O hatha-yoga clássico prescreve seis métodos (shat-karma) de purificação interna, e um deles é o neti ou purificação nasal.[16] São métodos importantes para remover as toxinas do corpo.

1. Purificação do estômago (Dhauti)

Tradicionalmente, essa purificação era feita com um pedaço de tecido especial que era engolido pelo yogue, o que requer prática e treinamento. Num nível mais seguro, pode-se obter o mesmo resultado com o uso de ervas e terapias expectorantes (expulsoras de muco) e do vômito terapêutico (vamana, na terminologia ayurvédica), que é o principal método ayurvédico de reduzir o excesso de kapha que se acumula no estômago sob a forma de fleuma.

2. Purificação do cólon (Vasti ou Basti)

Essa purificação era feita principalmente com o uso de água e enemas herbais. Era também uma importante prática ayurvédica de eliminação do excesso de vata dosha, que se acumula no cólon sob a forma de gases e matéria fecal. Para esse fim, o ayurveda tem toda uma série de fórmulas e práticas especiais de enemas.

3. Purificação das narinas (Neti)

Essa purificação tem tradicionalmente duas formas. A primeira era o uso de um pedaço de tecido (sutra neti), o que, assim como o dhauti, requer prática e orientação e não se deve tentar por conta própria. A segunda é a purificação pela água (jala neti) ou uso do lota que mostramos neste livro. Este é um importante método ayurvédico de eliminação dos doshas ou toxinas da cabeça, dos quais o principal é o kapha dosha ou excesso de muco.

4. Purificação dos olhos (Trataka)

Essa purificação consiste em fixar o olhar até os olhos lacrimejarem. Usar ervas ou um pouco de sumo de cebola nos olhos é mais um método de purificação. O trataka não apenas fortalece os olhos como também ajuda a remover doshas, em especial o pitta, que está relacionado aos olhos.

5. Estimulação do calor digestivo ou Agni (Nauli)

No hatha-yoga tradicional, esse processo consistia em movimentos e contrações musculares especiais, na região do umbigo. Pode-se fazê-lo também internamente, com a ingestão de diversas ervas e especiarias digestivas, como o gengibre, a pimenta-de-caiena e a pimenta-do-reino.[17] Estimular o agni é uma das principais terapias ayurvédicas, pois em geral todos os desarranjos dóshicos, de vata, pitta ou kapha, provocam ou resultam em deficiências do sistema digestivo ou agni.

6. Kapalabhati, Pranayama intenso ou respiração profunda rápida

Essa é uma técnica do pranayama de inspiração e expiração rápidas, como um fole de ferreiro. É também muito eficiente na desobstrução dos sínus e dos pulmões. É outro método importante para reduzir o kapha dosha ou excesso de muco no organismo. O kapalabhati é um outro bom exercício de respiração para se fazer depois do uso do lota, assim como o uso do lota é uma boa prática preliminar do exercício.

Esses seis métodos yogues podem ser relacionados com vários métodos de desintoxicação populares nas terapias naturais de hoje. Dos seis, o lota é provavelmente o mais fácil de usar. Para se praticar o yoga de modo eficaz, os textos yogues recomendam que todas as toxinas ou doshas causadores de doenças sejam eliminados com essas práticas de purificação. A medicina ayurvédica adota práticas semelhantes em seu sistema pancha-karma de desintoxicação radical, que emprega enemas, vômitos terapêuticos e diversos métodos nasais. Essas medidas de desintoxicação constituem a base necessária de todas as práticas de restabelecimento ou rejuvenescimento.

7. *O Neti e as Terapias Ayurvédicas*

A medicina ayurvédica contém toda uma gama de terapias de saúde para tratamento do nariz, dos sínus e das regiões associadas à cabeça e à garganta. São conhecidas como terapias "nasya", ou "relacionadas ao nariz" — *"nasa"*, em sânscrito. São análogas às terapias para o ouvido, nariz e garganta da medicina moderna, mas são usadas também com outros métodos de tratamento de problemas de saúde do corpo e da mente.

O lota é um instrumento importante das terapias nasya. Outros métodos nasya envolvem a aplicação de óleos medicinais no nariz por conta-gotas, a aspiração de ervas em pó, massagens na região nasal e outras formas de terapia com vapor e massagens na cabeça. O uso do lota pode ser incrementado com esses outros métodos nasya e empregado em associação com eles.

O lota e os doshas

Cada um dos três doshas — vata, pitta e kapha — pode ser, à sua maneira, aperfeiçoado com as terapias nasya e neti. Tratarei, a seguir, de cada um dos elementos.

O lota e o tratamento do kapha

O kapha se acumula, sob a forma de muco, na metade superior do corpo, a partir do estômago, onde, segundo o ayurveda, a maior parte dele se origina, passando pelos pulmões, onde transborda, e até a cabeça, que é obstruída por ele.

Por seu valor na eliminação do muco, as terapias nasya e neti são métodos fundamentais de tratamento das desordens do kapha e remoção dos excessos de kapha. Devem ser usados para todas as doenças kapha e fazer parte integrante de um estilo de vida saudável para todos os tipos kapha.

Todos os tipos kapha devem praticar nasya e neti regularmente, para manter o kapha sob controle e preservar uma saúde e uma vitalidade positivas. Isso é particularmente importante quando há sinais de kapha elevado no corpo, como glândulas linfáticas inchadas, presença de muco na tosse, congestões e falta de energia.

Entre as doenças do tipo kapha estão as gripes, resfriados, alergias, asma e outras doenças ligadas ao excesso de muco. Incluem também a artrite, o diabetes e doenças coronarianas. Outra doença kapha importante é a obesidade ou excesso de peso. O excesso de kapha resulta em formação excessiva de tecidos, em especial do tecido adiposo ou gordura.

O excesso de kapha na cabeça entorpece a mente e os sentidos e reduz a capacidade de concentração. Torna-nos mais sedentários em nossas atividades, reduzindo nossas funções como um todo. Resulta em sono excessivo, o que por sua vez eleva ainda mais o kapha.

Estimulando o movimento e a eliminação do excesso de kapha dosha, o nasya e o neti ajudam a tratar desses problemas do kapha.

O lota e o tratamento do vata

O vata dosha, formado pelos elementos ar e éter, é o principal dosha relacionado ao prana ou energia vital. Quando os sínus estão obstruídos, o prana, a energia positiva do vata dosha, fica obstruído também, prejudicando nossa produção e circulação de energia como um todo. Isso impede que a energia positiva do vata se desenvolva como criatividade, curiosidade, motivação e entusiasmo. O neti e o nasya são terapias essenciais para promover o aspecto positivo do vata dosha.

Entre as doenças vata estão as doenças dos sistemas vata dos ossos, do sistema excretor, do sistema nervoso e da mente. O nasya e o neti são tratamentos importantes para esses problemas vata. Ajudam a restaurar o equilíbrio orgânico da mente e do corpo e as secreções hormonais regidas pelo prana. São medidas importantes para as doenças vata, em especial as que envolvem a mente e o cérebro.

O lota e o tratamento do pitta

O pitta dosha tende, como o fogo, a elevar-se, transportando calor, inflamação e tensão para a cabeça e os olhos. Em geral a energia pitta do fígado e do intestino delgado, suas principais regiões produtoras, se desloca nessa direção.[18] Isso pode causar desde um pequeno excesso de energia até problemas mais sérios, como uma hipertensão ou um derrame. Emocionalmente, pode intensificar a ira e a irritabilidade e tornar a pessoa impulsiva.

Entre as doenças pitta estão a maioria das doenças do sangue, incluindo os diversos problemas inflamatórios e infecciosos do organismo. Manter a energia na cabeça desobstruída e serena com as terapias nasya e neti pode ajudar a aliviar todos esses problemas. Podem também proteger os olhos e ajudar a promover a visão.

O uso de ervas e óleos no lota

O lota é um instrumento pelo qual se pode aplicar não somente água como também ervas e óleos no nariz. Muitos estranham a idéia de verter infusões herbais pelas narinas, mas lembre-se de que o revestimento mucoso do nariz tem propriedades absorventes, de modo que é capaz de extrair também a energia terapêutica das ervas.

Um importante princípio ayurvédico consiste em tratar do problema localmente, na região afetada, e também sistematicamente, no corpo como um todo. Se você tem, por exemplo, uma ferida ou inflamação, você aplica um curativo diretamente sobre ela e ao mesmo tempo, internamente, usa antiinflamatórios. Para tratar do cólon, você provavelmente usaria um enema, e não apenas um purgante. Assim, para tratar dos sínus e da cabeça, a aplicação de ervas pelo nariz é uma boa estratégia. As ervas podem ter um efeito mais poderoso e imediato na região afetada do que se simplesmente fossem consumidas sob a forma de chás ou pílulas.

A cavidade nasal é uma região importante para uma ampla gama de terapias herbais. As narinas são importantes no tratamento de vários distúrbios na cabeça, ouvidos, nariz e garganta, assim como de todos os problemas envolvendo a mente e as emoções. Não surpreende que freqüentemente se recomende alguma forma de terapia nasya à maioria dos pacientes ayurvédicos.

Embora a base do uso do lota envolva apenas sal, pode-se adicionar outras substâncias terapêuticas. O lota é um veículo particularmente importante para se usar ervas nervinas, tanto estimulantes quanto sedativas. Quando as aplicamos diretamente no nariz, as ervas podem ter um efeito mais forte sobre o cérebro.

Adicionando óleos no lota

Se as narinas estiverem ressecadas, pode-se adicionar algumas gotas de um óleo natural à solução no lota para auxiliar na lubrificação das narinas e proteger as membranas mucosas. O óleo mais comum para esse fim é o de gergelim, que tem propriedades nutritivas e analgésicas especiais e também o maior poder de penetração de todos os óleos naturais. Outros óleos, como os de amêndoa, damasco e coco e o azeite de oliva podem ser usados para a mesma finalidade.

Para isso, acrescente meia colher de chá de um óleo natural, como o de gergelim, à solução e mexa levemente antes de aplicar a solução nas narinas.

Se você o fizer, porém, tome cuidado para não derramar óleo nas roupas ou no chão. O uso de óleos no lota exige maior cuidado no uso e na limpeza posterior.

Muitas pessoas acham mais fácil aplicar primeiro o óleo diretamente nas narinas com um conta-gotas e depois usar o lota da maneira habitual, sem óleo. Falaremos sobre essa prática mais adiante, neste capítulo, na seção "Óleos para Nasya".

Para tratamentos mais complexos, pode-se misturar óleos naturais e ervas no lota. Nesse caso, deve-se cozinhar o óleo com as ervas por alguns minutos, para que suas propriedades se combinem, e em seguida adicioná-los à solução no jarro.

Como preparar as ervas para o lota

O método mais simples é fazer uma infusão quente preliminar, fervendo as ervas em água morna e, em seguida, adicionando o chá resultante à água no lota.

É preciso, porém, tomar o cuidado para que a infusão, sobretudo de ervas picantes, não seja forte demais. Comece com uma infusão fraca, de cerca de ¼ de colher de chá por xícara de água. Você poderá aumentar a concentração do chá sempre que necessário, ou simplesmente usar um pouco de água morna de um chá de ervas diluído na água do lota.

Um segundo método, mais simples, é adicionar algumas pitadas da erva em pó diretamente à água morna do lota, esperando um pouco para que se dissolva. É preciso, porém, que as partículas da erva não sejam grandes a ponto de irritar o nariz e provocar espirros ou outros incômodos. Se isso for um problema, filtre a mistura antes de adicioná-la.

Um terceiro método é deixar algumas folhas de uma erva aromática, como menta, sálvia ou manjericão, de molho numa xícara de água fria ou morna por uma noite, de preferência num recipiente de cobre. É o que se chama, na terminologia herbal ocidental, de infusão a frio. Pela manhã, use essa água na solução do lota, depois de aquecê-la um pouco.

Terapias de purificação ou tonificação

As terapias ayurvédicas se dividem, de modo geral, em dois grupos principais: de purificação e de tonificação. As terapias de purificação servem para remover toxinas e reduzir excessos, especialmente acumulações de vata, pitta e kapha. Os usos do lota se enquadram, em sua maior parte, nessa categoria e podem ser incrementados por outras terapias de desintoxicação nasal (nasya).

As terapias de tonificação servem para desenvolver os tecidos ou aumentar a vitalidade como um todo, o que inclui fortalecer o sistema imunológico. O lota pode ser usado também para esse fim. Isso requer a adição de ervas e óleos tonificantes à mistura habitual.

Em geral o emprego das terapias de purificação precede o das terapias de tonificação, pois é preciso remover toxinas antes de reconstruir.

1. Terapias de purificação e o lota

Para ajudar na purificação das narinas e sínus, adicionam-se várias ervas, sobretudo de sabor picante. Muitas dessas ervas têm propriedades nervinas e servem para estimular o cérebro e os sentidos e ajudar a combater o entorpecimento, a depressão e a fadiga mental. Muitas são expectorantes, boas para remover muco, ou diaforéticas, para promover sudorese e melhorar a circulação periférica, incluindo a circulação na cabeça.

Especiarias suaves e aromáticas

As melhores ervas para se usar como agentes de purificação no lota são as especiarias suaves. Entre eles estão a sálvia, o tomilho, o manjericão, a hortelã e a pimenta. Outras ervas antimuco de sabor pungente, como a ênula-campana e o louro, podem ser usadas para o mesmo fim.

Tulsi ou manjericão sagrado da Índia

O tulsi (*Ocinum sanctum*), um manjericão sagrado da Índia, é uma das melhores ervas para o cérebro, os nervos e o coração, e talvez a melhor erva para se usar no lota. É tradicionalmente usada na prática de yoga para promover a devoção e despertar capacidades de percepção superiores. É excelente para gripes, resfriados, alergias e problemas dos sínus.

Gengibre

O gengibre é provavelmente a erva mais comum na terapia nasya ayurvédica. O gengibre é particularmente eficiente para desobstruir os sínus, estimular os sentidos e promover a atividade perceptiva do cérebro.

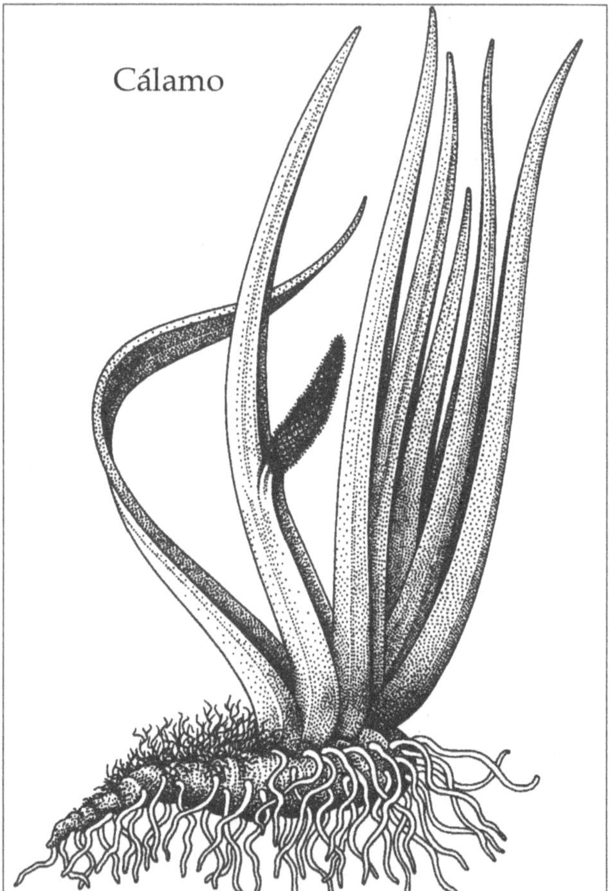

O gengibre, porém, é picante, ou mesmo quente, e pode ter efeitos irritantes. Use-o inicialmente em dose baixa — algumas pitadas de gengibre em pó ou uma infusão fraca. Não se surpreenda se ele o fizer espirrar ou assoar o nariz. Pode ser um bom sinal: a desobstrução das narinas e sínus está funcionando.

Outra boa especiaria para esse fim é a canela. Pode-se usar também cardamomo, mas apenas em solução suave. A noz-moscada pode ajudar a estimular o sono.

Cálamo

No ayurveda tradicional, usa-se sobretudo o cálamo (*Acorus calamus*) para desobstruir os sínus, misturando-o a diversos óleos nasya. Pode-se adicionar algumas pitadas de cálamo em pó ao lota para esse fim, ou uma infusão suave, adicionando-se a água à mistura. O cálamo é particularmente eficaz para desobstruir os sínus e estimular os sentidos e as atividades de percepção do cérebro. É muito usado em pacientes de derrames, para recuperação da fala e revitalização dos nervos.

A FDA*, porém, não recomenda o uso interno do cálamo como chá. Mas seu uso na solução do lota não constitui problema.

Ervas refrescantes

Além das ervas picantes, usadas sobretudo por sua ação aquecedora, pode-se adicionar ervas amargas e adstringentes, de natureza refrescante, para reduzir a temperatura e inflamações na cabeça e curar as vias nasais. Algumas dessas ervas amargas têm propriedades nervinas, limpando, desobstruindo e acalmando a mente e os sentidos. Entre as boas ervas desse tipo estão o solidéu-de-baical, o lúpulo e a sapato-de-vênus.

Embora a maioria das especiarias sejam picantes, algumas, como a hortelã e o coentro, têm um moderado efeito refrescante e podem ser usadas no tratamento desses problemas.

* Sigla de Food and Drug Administration, órgão do governo dos Estados Unidos que fiscaliza os medicamentos no país. (N.T.)

Pode-se usar sedativos nervinos ainda mais fortes, como a valeriana ou seu parente ayurvédico, o jatamamsi ou nardo-da-índia (*Nardostachys jatamansi*),[19] para esse fim, mas seu sabor e cheiro podem ser desagradáveis — o que pode tornar difícil, para muitas pessoas, aplicá-los no nariz!

Gotu kola e brahmi

A gotu kola é talvez a melhor erva para essa finalidade, combinando propriedades nervinas, adstringentes e amargas. Pode-se adicionar algumas pitadas de gotu kola em pó ou uma infusão da erva à solução no lota. A gotu kola tem um efeito refrescante, calmante e purificante sobre a mente e os sentidos.

Na verdade, uma parente próxima ayurvédica chamada brahmi (*Hydrocotyle asiatica*) é um pouco melhor, mas nem sempre se encontra para vender nas lojas de ervas medicinais comuns. Seus efeitos são considerados rejuvenescedores (rasayana), melhorando a memória, promovendo a meditação e combatendo o processo de envelhecimento. Quando usada no lota, pode ter um efeito bem mais forte e imediato sobre o cérebro. A manduka parni (*Bacopa monnieri*) é outra erva ayurvédica que também se pode usar em substituição à brahmi.[20]

Sândalo

Uma infusão bem suave de sândalo (não o óleo, mas a madeira ou o pó) tem ótimos efeitos refrescantes. Pode ser adicionada à solução no lota para acalmar a mente, os nervos e o coração e reduzir a febre, as inflamações ou a temperatura da cabeça.

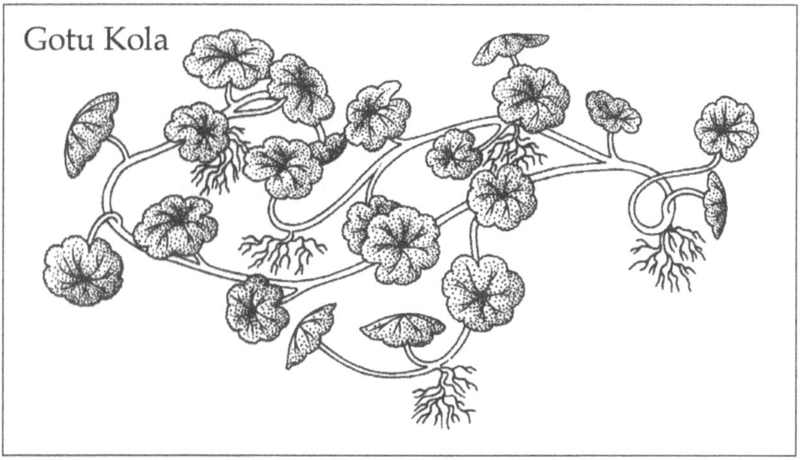

2. Terapias tonificantes e o lota

Para pessoas que sofrem de ressecamento das narinas e carência de peso ou fluidos corporais, recomenda-se um trabalho de tonificação. Para esse fim, adiciona-se um pouco de um óleo nutriente, como o de gergelim, à mistura nasya, como já mencionamos, ou simplesmente se aplica o óleo diretamente nas narinas.

Outro método é adicionar uma erva emoliente (para amolecer as membranas mucosas) à mistura. A melhor erva para esse fim é provavelmente o alcaçuz, mas deve-se usá-lo numa infusão leve, o que suaviza bastante o nariz e a garganta. Pode-se usar também outras ervas emolientes, como o olmo americano, o malvaísco, a raiz de confrei ou a erva ayurvédica shatavari (*Asparagus racemosa*), em infusões leves. Elas podem ajudar a desprender, liquefazer e remover do organismo o muco seco presente na cabeça.

Óleos nasya ayurvédicos

O método mais importante de terapia nasya ou nasal na medicina ayurvédica é o uso de óleos como o de gergelim, isoladamente ou em conjunto com diversas ervas. Já discutimos a adição de pequenas quantidades de gergelim e de outros óleos no lota. Esses óleos podem também ser aplicados diretamente no nariz com um conta-gotas ou delicadamente inseridos com o dedo mindinho.

Colocar algumas gotas de óleo de gergelim nas narinas ajuda a eliminar o ressecamento e a aliviar dores e irritações — mas pode também intensificar uma eventual congestão. Se for o caso, não se deve usar esses óleos sem adicionar ervas aromáticas para contrabalançar o efeito.

Para as terapias nasya, o ariyurveda usa principalmente os diversos "óleos de gergelim medicinais" (siddha tailas), ervas preparadas ou aquecidas numa base de óleo de gergelim. Existem vários óleos nasya especiais, preparados por diversas empresas, farmácias ou clínicas ayurvédicas, à disposição no mercado.

Para purificar as narinas, usam-se ervas picantes e aromáticas, como a cânfora, o eucalipto, a menta, o cálamo e o gengibre na base de óleo. Para amolecer e tonificar as narinas, usam-se ervas emolientes como o alcaçuz e o shatavari aquecidas na base de óleo, como na fórmula tradicional anu taila.

Esse tratamento com óleos, denominado *snehana* no ayurveda, é uma importante terapia ayurvédica, em especial para os problemas vata ou de distúrbios causados pelo excesso de ar.

Os óleos nasya e o lota

Os óleos nasya podem ser usados de modo ainda mais simples e imediato do que o lota. Quando for necessário tratar das narinas, a qualquer hora do dia, basta pingar nelas algumas gotas de óleo. Talvez algum óleo escorra para fora ou faça você espirrar ou limpar as narinas, mas você pode usar um lenço para isso. É particularmente bom levar um óleo nasya nas viagens. Você pode usá-lo no avião ou quando o lota for inconveniente.

Muitas vezes as pessoas com congestão obtêm melhores resultados usando um óleo nasya aromático do que com o lota. Os que têm as narinas muito ressecadas podem usar um preparado nasya emoliente ou simplesmente pingar óleo de gergelim no nariz. É bom também aplicar um óleo nasya depois de usar o lota para reforçar e prolongar seus efeitos.

O que quer que você pense do lota e de seu uso, não se esqueça de usar também os óleos nasya. São duas terapias correlatas e funcionam bem juntas.

Pode-se comprar vários tipos de óleos nasya de diversas empresas e clínicas ayurvédicas. Muitas vezes, o terapeuta ayurvédico receita e vende alguns desses óleos. Em geral vêm numa garrafinha com um conta-gotas.

O neti e outras terapias

Aromaterapia

O uso de ervas picantes e aromáticas na solução do lota é, em si, uma espécie de aromaterapia. As ervas aromáticas têm ação poderosa na desobstrução das narinas e sínus. Nunca se deve usar, porém, as essências ou óleos aromáticos de ervas diretamente no lota, porque as essências, mesmo os óleos de ervas refrescantes como o sândalo, podem ser muito irritantes ou até mesmo queimar e danificar a membrana mucosa. Use, em vez disso, uma solução fraca de ervas picadas, peneiradas ou em pó.

Uma aromaterapia semelhante consiste em aplicar uma pequena quantidade de óleo aromático na base do nariz, onde se possa facilmente inalá-lo ao longo do dia. Para isso, você pode usar óleos aromáticos como os de cânfora, eucalipto, menta ou gualtéria.

É bom inalar um pouco do óleo aromático, depois de usar o lota, para ajudar a desobstruir um pouco mais os sínus. Pode-se aplicar uma ou duas gotas do óleo na base das narinas para intensificar o efeito do lota, depois do uso. Pode-se usar, do mesmo modo, bálsamos analgésicos naturais como o bálsamo-do-tigre ou óleos analgésicos ayurvédicos, que contêm essas ervas aromáticas.

Terapia com vapor e uso de compressas quentes

Outra importante terapia nasya é colocar uma compressa quente na região das narinas e sínus. Pode-se adicionar uma pequena quantidade de um óleo aromático, como eucalipto ou gualtéria, ou um pouco de gengibre em pó, para intensificar o efeito. Pode-se fazer isso antes do uso do lota, para os que precisam de algo mais forte para abrir os sínus, ou em substituição ao lota. É especialmente bom para os que sofrem de dores de cabeça sinusais.

Inalar vapor, sobretudo de ervas aromáticas como gengibre, menta ou eucalipto, é mais um método. Pode-se adicionar óleos ou ervas aromáticas, em pequenas quantidades, na água usada para a vaporização. Mas tome cuidado, porque esses óleos aromáticos podem irritar o rosto e provocar vermelhidão (você pode evitá-lo aplicando um pouco de óleo de gergelim ou de coco no rosto).

O ayurveda engloba várias terapias com vapor desse tipo, conhecidas como *swedana,* um importante método de desintoxicação usado em diversos níveis.

Massagem facial e marmaterapia

A massagem facial é uma boa prática para antes do uso do lota, especialmente em situações de congestão ou para ajudar a desobstruir os sínus de modo geral. Para isso, a medicina ayurvédica recomenda a manipulação de certos pontos energéticos do corpo, chamados *marmas,* que lembram aproximadamente os pontos da acupuntura.

O *phana marma,* ou "ponto da serpente", é o marma da região próxima às narinas. O principal ponto do phana marma, mais ou menos do tamanho da ponta do dedo, localiza-se na base externa das narinas, na parte inferior do nariz. Existem pontos secundários, ao longo das laterais do nariz, até o ponto em que o osso se conecta à cartilagem nasal. Pode-se aplicar uma acupressão nesses pontos ou massageá-los delicadamente, em círculos ou de cima para baixo e de baixo para cima.

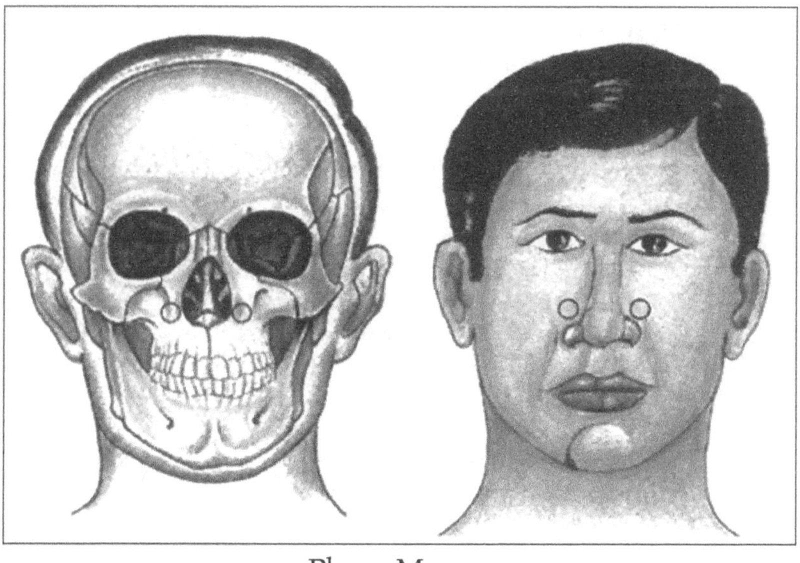

Phana Marma

É bom massagear todo o perímetro exterior do osso nasal, pressionando delicadamente também a cartilagem mole do nariz. Se fizer isso sozinho, você pode usar os dedos médios das mãos e massagear os dois lados das narinas ao mesmo tempo, de baixo para cima e de cima para baixo, aplicando uma pressão suave, mas constante, e em movimento ascendente e descendente, mantendo a pressão por um tempo, em movimentos circulares, nas áreas sensíveis que encontrar ao longo do trajeto.

Outra boa área para massagear quando se usa o neti é a região abaixo do osso malar, próxima à margem superior dos dentes e da mandíbula. Essa área está ligada ao palato mole, o que ajuda a desobstruir os sínus internamente. É a área do *shringataka marma* no pensamento ayurvédico, e está ligada ao palato mole e aos sínus interiores. Na automassagem, você pode descer da parte de baixo do nariz até esse ponto, abaixo do maxilar superior, mantendo a pressão ali por um tempo, para desobstruir a energia.

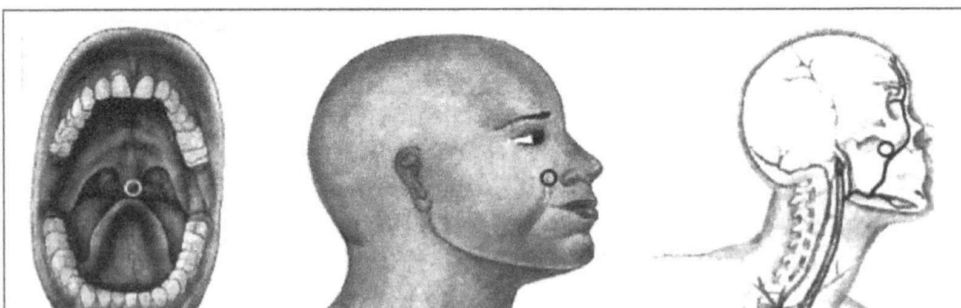

Shringataka Marma

Outros pontos marma especiais em torno dos olhos, como o *apanga marma*, nas extremidades exteriores das cavidades oculares, podem ajudar na drenagem do muco dos sínus atrás dos olhos e ajudar a tratar das dores de cabeça sinusais.[21]

Gargarejo com ervas

O gargarejo com ervas, ou purificação da garganta, é outro suplemento útil do uso do lota e de todas as terapias nasais. Para uma ação adicional de limpeza da cabeça e da garganta, pode-se fazer gargarejos com um pouco de sal ou ervas especiais, como o açafrão-da-índia,[22] a pimenta-da-jamaica e outras especiarias e adstringentes suaves.

O gargarejo é bom não somente para a garganta inflamada como também para qualquer irritação de garganta, laringite ou problemas de garganta seca em geral (para problemas de garganta seca, use óleos como o de gergelim e ervas emolientes como o alcaçuz).

A purificação da garganta ajuda a expelir muco dos sínus. É bom fazê-la quando as narinas estão obstruídas demais para o uso do lota. Essa prática pode ajudar a desobstruí-las, permitindo a você usar o lota em seguida.

Lavagem dos olhos

O ayurveda tem também uma série de métodos de lavagem dos olhos (conhecidos como *netra basti*). Pode-se simplesmente usar água fria, como também aplicar ou pingar misturas herbais suaves, como a água de rosas. No herbalismo ocidental, ervas como a eufrásia ou o crisântemo são especificamente para esse fim.

Cuidado, porém, para não aplicar ervas picantes nos olhos, pois elas podem irritar fortemente. Não se deve usar essências herbais, nem mesmo sândalo, porque também podem irritar os olhos.

Pode-se usar um pouco de gergelim ou ghi (manteiga clarificada) para aliviar os olhos, aplicando diretamente nos olhos ou simplesmente nas pálpebras e na região em torno. Na verdade, o ghi é preferível para esse fim, por sua especial afinidade com os olhos.

A purificação e suavização dos olhos pode ser um bom suplemento do lota e outras terapias nasya. É ótima para o tratamento de problemas oculares e para ajudar a drenar os sínus atrás dos olhos.

8. *O Neti e Problemas Específicos*

O uso do lota pode ajudar no tratamento de vários problemas de saúde, mas em geral o uso de ervas e óleos especiais na solução do lota requer a orientação de um profissional de saúde.

Relaciono a seguir uma série de problemas relevantes para os quais o lota e terapias nasya associadas podem ser especialmente úteis. Esses métodos não vão necessariamente curar esses problemas, mas podem ajudar a reduzir os sintomas envolvidos e merecem inclusão entre os diversos tipos de tratamento. Para maiores detalhes sobre como combater esses problemas de saúde do ponto de vista yogue, consulte livros sobre tratamentos ayurvédicos.[23]

Desvio de septo

Muitas pessoas nascem com desvio de septo, o que inibe o fluxo de ar por uma ou outra das narinas. Em muitos casos uma narina pode estar mais de 70% obstruída o tempo todo. Essa narina terá maior tendência natural à congestão, o que pode levar a outros problemas de saúde e a um desequilíbrio energético geral no corpo.

O uso do lota é particularmente importante para manter ambas as narinas desobstruídas nesses casos. Se o desvio for pequeno, o uso regular do lota pode ser um bom substituto da cirurgia corretiva, que pode ter vários efeitos colaterais.

Pólipos nasais

O lota pode ajudar a corrigir pólipos nasais amolecendo o revestimento mucoso do nariz e melhorando a circulação na região. Há ervas mais específicas que podem ajudar para esses fins, dependendo da natureza e da causa dos pólipos, como as ervas com o poder de reduzi-los.[24]

Gripes e resfriados

O uso do lota, em especial em conjunção com ervas picantes, como o gengibre, em pequenas quantidades, é uma boa terapia para tratar de gripes e resfriados leves. É ótimo para a congestão do resfriamento inicial da cabeça, desde que não muito severa. Além do lota, lembre-se de usar chás de ervas como o de gengibre e o de canela.

O lota pode auxiliar também no tratamento das tosses, especialmente das que resultam de escoamento do muco da cabeça para a garganta, sob forma crônica ou aguda.

Glândulas inchadas

Por remover muco da cabeça e desobstruir a circulação de energia, o uso do lota pode ajudar a limpar todo o sistema linfático e a reduzir o inchaço das glândulas, especialmente das que se localizam na cabeça, no pescoço e no peito. Pode ser útil para crianças com adenóides grandes.

Alergias sinusais

O uso do lota é uma das melhores terapias contra todos os tipos de alergias sinusais. É melhor durante a fase não-aguda da doença, como medida preventiva. Pode-se usá-lo na fase aguda, mas é preciso mais experiência.

Se as narinas se mantêm desobstruídas, o organismo consegue filtrar o pólen e os poluentes que causam ou agravam as alergias. Se a época do ano na qual você contrai mais alergias está chegando, você pode se preparar para ela usando regularmente o lota. Se já chegou, lembre-se de usar o lota para proteger-se do pólen.

Asma

Para pacientes de asma, especialmente alérgica, é importante manter as vias nasais livres de agentes alérgenos, irritantes e poluentes. O lota é ótimo para isso. Vale a pena torná-lo parte integrante da rotina diária do asmático, embora não substitua os métodos de tratamento habituais.

Dores de cabeça

O lota é uma boa medida preventiva contra dores de cabeça sinusais. Para algumas pessoas, é útil no tratamento de enxaquecas e outros tipos de dor. Por melhorar a circulação na cabeça, seus efeitos podem se estender a diversos tipos de dores de cabeça ou mal-estar. O uso de ervas como o gengibre ou o cálamo, no lota ou em associação, podem proporcionar maior alívio.

Má digestão

Segundo o pensamento ayurvédico e yogue, o prana ou energia vital subjacente à respiração é também a base do fogo digestivo, e também a força que nos permite comer os alimentos. Isso significa que, quando nossa força prânica está fraca, nosso apetite e digestão correm o risco de ser prejudicados.

Melhorar nosso poder respiratório ou prana pode ser um auxiliar eficaz no aperfeiçoamento da digestão. Todos os que sofrem de problemas digestivos deveriam pensar em adotar o lota como auxiliar adicional, especialmente se sofrem também de redução da capacidade respiratória.

O acúmulo de muco na cabeça está relacionado ao acúmulo de toxinas no trato digestivo.[25] O muco na cabeça normalmente vem acompanhado de muco no trato digestivo e se reflete numa placa grossa e gordurosa sobre a língua. Se você tem essa placa lingual e congestão nas narinas, os dois sintomas podem estar relacionados ao mesmo problema. Tratar de um deles pode ajudar a tratar do outro.

Constipação

De acordo com os sistemas de medicina chinês e ayurvédico, os pulmões e o intestino grosso têm funções relacionadas. Isso significa que, quando nossas narinas estão obstruídas, pode haver disfunção ou morosidade do cólon. Se for o caso, o uso do lota pode ajudar também a eliminá-la.

Obesidade

A utilidade do lota no tratamento da obesidade e do excesso de peso já foi salientado anteriormente neste livro. O uso diário do lota estimula a digestão e a circulação e ajuda a promover a remoção de muco, água e excesso de gordura do corpo.

É especialmente bom usar o lota com uma pequena quantidade de ervas estimulantes, como gengibre, canela ou cálamo, que promovem a queima de gordura no corpo. Embora não seja um método direto de redução do peso, o uso do lota pode ser um bom auxiliar secundário.

Doenças de pele/acne

O uso do lota ajuda a estimular a circulação, o que pode ajudar no tratamento de problemas da pele, erupções e lesões, em especial os que ocorrem na região da cabeça, do rosto ou do pescoço.

O excesso de muco é também uma causa comum de acne. Ao promover a eliminação do muco, o lota pode ajudar também contra esse problema. Como o ressecamento da pele na cabeça está associado ao ressecamento das narinas, o uso do lota e de óleos nasya emolientes pode combater isso também.

Artrite

A artrite é uma doença causada pela má circulação e acúmulo de toxinas nos ossos. O uso do lota estimula o fluxo de prana pelo sistema nervoso e também a circulação pelo sistema esquelético. Portanto, embora não seja uma terapia primária contra a artrite, o lota pode ser um auxiliar útil.

Doenças cardíacas

O uso do lota pode ajudar a promover a circulação e a remoção do muco e das placas (que são uma forma de muco) dos sistemas respiratório e circulatório. Desse modo, pode ser uma medida auxiliar útil para pacientes cardíacos, especialmente quando usado em associação com técnicas de respiração profunda (pranayama).[26]

Como, no pensamento yogue, a mente e o coração estão relacionados, recomendam-se também outros métodos yogues, como a meditação, para combater esses problemas.

Insônia

A insônia pode estar relacionada à obstrução dos sínus. A má respiração resultante impede o sono profundo. Quando isso ocorre, usar o lota antes de dormir pode ser uma medida importante. Mas é preciso usá-lo durante pelo menos um mês para que tenha pleno efeito. Não é uma solução rápida.

Certos casos de insônia estão ligados à apnéia do sono, uma parada respiratória que causa palpitações, o que acorda a pessoa. O lota pode ajudar também a prevenir esse problema.

O ronco é outro problema relacionado ao sono que o uso do lota pode ajudar a corrigir. Quando as narinas estão desobstruídas, o ronco, que consiste em respirar pela boca, é menos provável.

Função imunológica reduzida

Por fortalecer a respiração e a energia vital como um todo e proteger nossas narinas de sua vulnerabilidade aos patógenos externos, o lota é útil para todos os problemas de baixa imunização. A prática do pranayama ou respiração yogue é um meio ainda mais importante de elevar nossa capacidade de resposta imunológica.

Quem sofre de função imunológica reduzida, em grau leve ou severo, deveria pensar em adotar terapias yogues e ayurvédicas, ao menos como medidas auxiliares de estilo de vida.[27]

Fadiga crônica/falta de energia

A maioria dos casos de síndrome de fadiga crônica e problemas correlatos de falta de energia estão associados à má respiração e à obstrução dos sínus. O uso regular do lota e do pranayama podem ser auxiliares importantes também no tratamento desses problemas. Mais prana sempre significa mais energia, o que nos ajuda em todos os níveis.

Convalescença

Já observamos que o lota é bom para pacientes em convalescença ou acamados, que não podem se exercitar muito, tornam-se lentos e acumulam facilmente muco na cabeça. O uso do lota, porém, pode ajudar na recuperação de praticamente qualquer doença, ajudando a restaurar nossa energia vital interna. Isso vale especialmente para doenças da cabeça, dos pulmões e do coração.

Distúrbios do sistema nervoso

Por melhorar a circulação na cabeça, no cérebro e no sistema nervoso, o uso do lota ajuda no tratamento de todos os distúrbios do sistema nervoso de modo geral.

É particularmente bom para pacientes pós-derrame. Ajuda-os a recuperar faculdades como a fala por estimular não apenas os nervos como também os órgãos sensoriais e motores. Por melhorar a circulação na cabeça, o lota pode auxiliar no combate ao herpes-zoster, à disfunção temporomandibular e a outros problemas de dores nervosas na cabeça.

Problemas psicológicos

Como no caso das doenças do sistema nervoso, o uso do lota, por melhorar a circulação pelo cérebro e pelo sistema nervoso, auxilia no tratamento dos problemas psicológicos. É especialmente bom contra o entorpecimento, a depressão e a ansiedade, que estão relacionados à má circulação na cabeça. É difícil pensar com clareza, ser tranqüilo e feliz ou controlar o stress quando nossos sínus estão bloqueados e nossa respiração, prejudicada.

Outros métodos yogues, como o mantra e a meditação, são muito úteis contra problemas psicológicos e podem ser recomendados também.

Depressão

A depressão emocional geralmente está relacionada — ou é causada por — má circulação da energia pelo cérebro e pelos sentidos. O lota pode ser um importante auxiliar no tratamento do problema. É certamente mais fácil de usar e mais econômico do que as várias drogas antidepressivas que inundam o mercado atualmente. Convém examinar, antes de mais nada, suas narinas, para determinar se a dificuldade de respiração não faz parte de seu problema.

Ansiedade

A ansiedade geralmente está relacionada à sensação de dificuldade de respirar, ou à respiração pela boca. Usar o lota para facilitar uma respiração melhor pode ajudar também contra esse problema. Se você sente ansiedade, observe seu padrão respiratório e verifique se é o caso.

Conclusão

Embora o lota não seja uma panacéia, são poucos os problemas de saúde que seu uso regular não possa ajudar a combater. E, é claro, ele é um instrumento útil de prevenção de doenças e promoção de melhor saúde, maior vitalidade e maior consciência. O lota pode reduzir a necessidade de antibióticos e de outros medicamentos para os sínus e poupar-nos de consultas médicas desnecessárias. É um maravilhoso instrumento para nos ajudar a adquirir controle sobre nossa própria saúde, promovendo a respiração profunda que pode transformar nossas vidas.

Lembre-se de que métodos simples, como esse, que você pode adotar para melhorar sua saúde proporcionam benefícios de longo prazo que podem ser tão importantes quanto terapias complexas e procedimentos médicos detalhados. Que o uso desse pequeno objeto lhe traga mais saúde, energia e consciência!

Parte III

Apêndices e Referências

1. *Glossário*

Agni — Fogo da digestão.

Asana — Postura do yoga.

Ayurveda — Medicina tradicional indiana ou yogue.

Chakras — Centros de energia sutis.

Doshas — Humores biológicos do ayurveda.

Hatha-yoga — Principal sistema de yoga para aplicação no corpo físico.

Ida — Canal nasal esquerdo, de natureza lunar.

Irrigação nasal — Limpeza das narinas por derramamento de água.

Kapha — Humor biológico correspondente à água.

Kundalini — Energia sutil das práticas avançadas de yoga.

Lota (jarro para o neti) — Pequeno jarro d'água para irrigação nasal.

Mantra — Energia sonora terapêutica.

Marmas — Pontos ayurvédicos de energia e pressão.

Nadi — Canal sutil da mente, prana ou sistema nervoso.

Nadi-shodhana — Purificação dos canais ou nadis. Outro nome para a respiração por narinas alternadas.

Nasa — Nariz.

Nasya — Terapias nasais da medicina ayurvédica.

Neti — Processo de limpeza das narinas, em geral com uso da água.

Óleo de nasya — Óleos terapêuticos ayurvédicos aplicados nas narinas, em geral com um conta-gotas. Normalmente são preparados com uma base de óleo de gergelim à qual se acrescentam diversas ervas e temperos.

Pancha karma — Sistema ayurvédico de desintoxicação em cinco processos, compreendendo o uso de enemas, purgantes, vômito terapêutico, terapias nasais e retirada de sangue intoxicado.

Pingala — Canal nasal direito, de natureza solar.

Pitta — Humor biológico correspondente ao fogo.

Prana — Força vital, energia vital, poder da respiração.

Pranayama — Práticas yogues de respiração e energia.

Respiração por narinas alternadas — Prática respiratória yogue em que se respira por uma narina de cada vez, mantendo-se a outra narina fechada.

Snehana — Terapia ayurvédica com óleos.

Swedana — Terapia ayurvédica com vapor.

Taila — Óleo terapêutico ayurvédico.

Terapia de tonificação — Terapia para aumentar a massa, a força e a vitalidade do corpo.

Tulsi — Manjericão sagrado, importante erva da nasya ayurvédica.

Vata — Humor biológico correspondente ao ar.

Vayu — Elemento ar cósmico e energia vital universal.

Yoga — Sistema de união do indivíduo com a consciência universal superior.

2. *Bibliografia*

Chopra, Deepak e David Simon. *The Seven Spiritual Laws of Yoga*. Hoboken, New Jersey: John Wiley and Sons, Inc., 2004.

Frawley, Ranade e Lele. *Ayurveda and Marma Therapy: Energy Points in Yogic Healing*. Twin Lakes, Wisconsin: Lotus Press, 2003.

Frawley, Dr. David. *Ayurvedic Healing: A Comprehensive Guide*, segunda edição. Twin Lakes, Wisconsin: Lotus Press, 2001.

Frawley, Dr. David. *Yoga and Ayurveda: Self-Healing and Self-Realization*. Twin Lakes, Wisconsin: Lotus Press, 1999.

Frawley e Kozak. *Yoga for Your Type: An Ayurvedic Guide to Your Asana Practice*. Twin Lakes, Wisconsin: Lotus Press, 2001.

Frawley, Dr. David e Dr. Vasant Lad. *The Yoga of Herbs*. Twin Lakes, Wisconsin: Lotus Press, 1986.

Hatha Yoga Pradipika de Svatmarama.

Iyengar, B.K.S. *Light on Pranayama*. Nova York, NY: Crossroad, 1998.

Joshi, Dr. Sunil. *Ayurveda and Panchakarma*. Twin Lakes, Wisconsin: Lotus Press, 1997.

Lad, Dr. Vasant. *Ayurveda, the Science of Self-Healing*. Twin Lakes, Wisconsin: Lotus Press, 1984.

Rama, Swami, Dr. R. Ballentine e Dr. A. Hymes. *Science of Breath*. Honesdale, PA: Himalayan Institute Press, 1998.

Shivananda, Swami. *The Science of Pranayama*. Tehri-Garhwal, Índia: Divine Life Society, 1978.

Smith, Atreya. Prana, *The Secret of Yogic Healing*. York Beach, Maine: Samuel Weiser, 1996.

Vishnudevananda. *Complete Illustrated Book of Yoga*.

Yoga Sutras de Patanjali.

3. *Informações Sobre o Autor*

O dr. David Frawley (Pandit Vamadeva Shastri) é mestre mundialmente reconhecido da sabedoria védica e vem trabalhando nas áreas correlatas do yoga, da medicina ayurvédica e da astrologia védica há trinta anos. Já escreveu mais de trinta livros sobre esses temas e orientou inúmeros estudantes em sua prática. Atualmente é diretor do American Institute of Vedic Studies, em Santa Fé, Novo México.

American Institute of Vedic Studies

O instituto é um centro de ensino e pesquisa que oferece cursos, publicações e apoio aos que desejam obter conhecimento aprofundado da tradição védica. O instituto conduz três importantes programas de ensino a distância: um curso básico de medicina ayurvédica, um curso avançado de yoga e ayurveda e um curso básico de astrologia védica. O instituto oferece também treinamento tutorial avançado e têm organizações associadas nos Estados Unidos, Europa e Índia. Para obter maiores informações e receber nossa *newsletter*, acesse nosso *website*.

American Institute of Vedic Studies
PO Box 8357, Santa Fe NM 87504-8357
Diretor: dr. David Frawley (Pandit Vamadeva Shastri)
Tel.: 505-983-9385 / Fax: 505-982-9156
Website: www.vedanet.com
Email: vedicinst@aol.com

4. *Notas*

1. Embora soe parecida, a palavra não é igual a *neti* com o sentido de negação, como na frase "*neti, neti*" — "nem isso, nem aquilo" — da filosofia yogue.
2. Para maiores informações, consulte os *Yoga Sutras* de Patanjali, especialmente sua segunda parte ou pada.
3. Não se trata apenas de promover a saúde e a consciência, mas também de reduzir o grau de violência no mundo.
4. Como os Upanishads do yoga, como *Pingala, Yogashikha, Yogakundali, Paingala, Shandilya* e *Jabaladarshana*.
5. A própria kundalini ou poder da serpente do yoga é uma espécie de prana desperto.
6. O principal livro de referência do hatha-yoga é o *Hatha Yoga Pradipika*.
7. Para maiores informações sobre esse tópico, consulte o livro *Yoga and Ayurveda*, do autor.
8. *Ayurvedic Healing*, do autor, traz, por exemplo, um questionário bastante detalhado, reproduzido também em seu *Yoga for Your Type*.
9. É por isso que o prana está ligado ao Grande Deus Shiva, senhor dos yogues no pensamento yogue. Shiva representa o prana supremo de que se originam todas as formas de vida e consciência. Shiva é visto também como o primeiro guru (Adinath) da tradição do hatha-yoga em textos antigos como o *Hatha Yoga Pradipika*.
10. Tecnicamente, doze dedos ou unidades de medida digitais, *anguli* em sânscrito (v. *Ayurveda and Marma Therapy*, Frawley, Ranade, Lele).
11. O ayurveda e o yoga reconhecem a existência de cinco pranas. O prana na cabeça é o principal entre os cinco. Dos outros pranas, cada qual tem seu nome e função próprios. Udana, o ar prânico ascendente, rege a fala e o esforço. Apana, o ar prânico descendente, rege a excreção e a reprodução. Vyana, o ar prânico exógeno, rege a circulação e a extensão dos membros. Samana, o ar prânico de equilíbrio, rege o processo de digestão.
12. Na medicina ayurvédica, o uso ou funcionamento incorreto dos sentidos é uma das principais causas de doenças.

13. O revestimento do cólon, porém, não possui tantas terminações nervosas quanto o nariz, de modo que o uso de enemas ou colônicos composto apenas de água pode não provocar irritação, mesmo quando danifica o revestimento do intestino grosso.
14. A bibliografia relaciona livros sobre pranayama que discutem essas técnicas.
15. A suspensão yogue da respiração é bem diferente de simplesmente segurar a respiração. Exige a abertura para uma força prânica superior, num nível mental mais profundo. Não estou recomendando que ninguém tente simplesmente prender a respiração. É preciso, primeiro, desenvolver a respiração profunda. Se quiser fazer isso, consulte um instrutor de yoga que possa ajudá-lo com esse processo.
16. V. *Hatha Yoga Pradipika* II.22-37.
17. Ou a fórmula ayurvédica trikatu (gengibre, pimenta-do-reino e pimenta-longa).
18. O pitta pode também deslocar-se para baixo, causando queimações, inflamações e infecções na metade inferior do corpo.
19. O jatamamsi tem melhor efeito tonificante e fortificante para o cérebro e os nervos. A valeriana é mais sedativa.
20. Alguns livros ayurvédicos referem-se à *Bacopa* como brahmi e à *Hydrocotyle* como manduka parni. Em geral a *Bacopa* tem ação mais tonificante e a *Hydrocotyle*, mais purificante.
21. Para maiores informações sobre esses pontos marma e sobre como usá-los, v. *Ayurveda and Marma Therapy* (Frawley, Ranade, Lele).
22. Como o açafrão-da-índia é também um corante amarelo, cuidado para não deixá-lo cair nas suas roupas!
23. Como *Ayurvedic Healing*, do autor.
24. Os pólipos causados pelo vata ocorrem devido ao ressecamento e à irritação do nariz. Pode-se tratar desses problemas com óleos como o de gergelim e ervas emolientes e tonificantes. Os pólipos nasais causados pelo pitta resultam de aquecimento e inflamações na cabeça e exigem uma terapia de refrigeração. Os pólipos, mais comuns, causados pelo kapha, resultam de má circulação e acúmulo de muco. Podem ser tratados com ervas estimulantes e desintoxicantes e terapias nasais.
25. Chamado de *ama* no pensamento ayurvédico.
26. Ervas ayurvédicas como arjuna (*Terminalia arjuna*) e guggul (*Commiphora mukul*) podem ajudar.
27. Várias ervas ayurvédicas, como ashwagandha, shatavari e guduchi (*Tinospora cordifolia*), podem ser úteis.

O LIVRO DO CAMINHO PERFEITO (Tao té Ching)

Lao Tsé

Há versos do *Tao té Ching* que lembram o clarão rápido e ofuscante do raio. Numa fração de segundo, apanhamos a sua mensagem, que de tão cristalina que é, dispensa o comentário prolongado: "Quando não valorizamos os artigos difíceis de obter, estamos impedindo que sejam roubados." (...) Quando o ouro e o jade enchem um salão, seus donos não poderão manter a segurança."(...) "Quando a riqueza e as honrarias conduzem à arrogância, decerto o mal virá logo a seguir."

E, como o raio, estes versos trarão consigo o ruído do trovão, conduzindo-nos à reflexão demorada. No entanto, alguns dos seus versos, inapreensíveis de imediato, não poderão prescindir da explicação do Dr. Murillo Nunes de Azevedo, monge budista e tradutor vigoroso. Assim, em versos como "Suavizai o corte/Desfazei os nós?Diminuí o brilho", encaixa-se, com perfeição, a lição breve e sagaz de MNA ("Os nós e o 'corte' referem-se às dificuldades que criamos, às situações insolúveis, porque estão cheias de nós. O 'corte' é a supressão constante do intelecto, do raciocínio lógico, que decepa o que é uno. O 'brilho' decorre do polimento produzido pelo conhecimento livresco, adquirido quando o homem passa a brilhar com o fulgor das citações, da repetição mecânica do que foi dito por outros, mas por trás disso não possui profundidade."), cujo nome, de ora em diante, estará ligado a*O Livro do Caminho Perfeito*, que Lao Tsé, segundo se sabe, teria escrito durante um pernoite, por solicitação de um guarda de fronteira. A tradição se esqueceu do nome daquele funcionário, espantado com a figura ímpar dum velhote de barbicha montado num boi, e que se mudava de cidade porque as misérias do Mundo e, particularmente, as coisas da administração local, eram de arrepiar caminho. Foi uma grande sorte para nós todos que aquele guarda se lembrasse de pedir ao filósofo um resumo da sua sabedoria, porque o *Tao té ching*, como o leitor estudioso logo irá dar-se conta, inclui, numas poucas páginas, uma Metafísica, uma Moral e uma Política.

EDITORA PENSAMENTO